건강짱 몸짱 만들기

몸짱기자 박현의
40대부터 시작하는
건강짱
몸짱
만들기

박현 지음

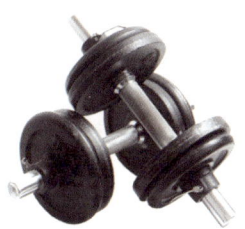

건강하고 자신감 있는 몸 만들기 7가지 원칙

1. 다이어트는 다음 3가지 운동이 골고루 이루어져야 성공할 수 있다.
   - 유산소운동 + 근력운동 + 유연성운동
   - 가볍게 걷기 5분 ☞ 스트레칭 5분 ☞ 근력운동 40분(아령 등으로 할 수 있는 근력운동) ☞ 휴식 5분 ☞ 걷기 1시간 또는 달리기 30분 ☞ 몸 풀기 운동 5분
2. 운동은 최소 주3회 실시한다.
3. 운동은 저녁식사 1~2시간 전이 가장 효과적이다.
4. 운동시간은 40분~1시간 30분 이내로 한다.
   장시간의 운동은 근육을 잡아먹는 호르몬을 분비시켜 역효과를 가져온다.
5. 적어도 3개월을 목표로 잡는다.
6. 운동 + 영양 + 휴식 = 운동효과 최대화
7. 운동 시 살을 빼려면 가벼운 기구로 15~20회 실시하고, 근육을 크게 키우려면 최대치 무게로 4~5회 실시한다.

중간에 포기하지 않고 운동을 계속하는 방법

1. 현실적이고 구체적인 목표를 정한 후 운동을 시작한다.
   - 중기적·단기적인 결승점을 설정한다.
2. 내재적 동기로 지속성을 높인다.
   - 운동의 장점들을 반복적으로 꾸준히 상기시킨다.
3. 무슨 일이 있어도 3개월(주3회)은 계속한다.
4. 자신에게 보상한다.
5. 진보하고 있는지 점검한다.
6. 가능하면 개인 트레이너를 활용하는 것이 좋다.

contents

프롤로그
그대 꽃중년을 꿈꾸는가? • 10

PART 1

인생의 반환점에 선 나도 몸짱이 될 수 있다

1 누구나 몸짱이 될 수 있다 • 16
2 내가 몸짱이 되려는 이유? • 17
3 몸짱기자 만큼만 하면 나도 몸짱 • 22
4 미래를 위해 나에게 투자하자 • 26

PART 2

40대부터 오기 시작하는 건강 적신호

1 근육은 연 1%씩 줄어든다 • 30
2 달리기로 건강해지자 • 31
3 운동을 하지 않으면 뼈가 약해진다 • 37
4 유산소운동으로 원기를 회복하자 • 41
5 지치지 않고 운동을 계속하는 기술 • 46

PART 3

실패하지 않는 몸 가꾸기 원칙

1. 점진성의 원칙 • 60
2. 반복성의 원칙 • 61
3. 의식성의 원칙 • 62
4. 전면성의 원칙 • 63
5. 개별성의 원칙 • 65
6. 특이성의 원칙 • 67
7. 과부하의 원칙 • 70
8. 삼위일체의 원칙 • 71

PART 4

효과를 높이는 3대 트레이닝(in 헬스장)

1. 기본 3대 트레이닝 • 78
2. 유산소운동 – 체지방 연소＋혈액순환＋심폐기능 향상 • 85
3. 무산소운동 – 근육 트레이닝＋스트레칭＋관절 케어 • 96
4. 정리운동 – 근육펌프 움직이기 • 115

PART 5

생활 속에서 따라만 하면 건강해진다(in 직장, 집)

1. 병, 제대로 알고 예방하자 • 122
2. 실생활에서 간단하게 실천할 수 있는 운동법 • 152

• PART 6 •

창조건강 고민해소 프로그램
1 프로그램 만들기의 원칙을 안다 • 158
2 실전 프로그램 • 162

• PART 7 •

각 부위별 대표적인 운동 10가지
1 가슴 – 플랫 벤치 프레스 • 197
2 등 – 랫 풀 다운 • 198
3 어깨 – 밀리터리 바벨 프레스 • 199
4 이두근 – 스탠딩 바벨 컬 • 200
5 삼두근 – 라잉 트라이셉스 익스텐션 • 201
6 복근(상복부) – 크런치 • 202
7 복근(하복부) – 리버스 크런치 • 203
8 대퇴근 – 스쿼트 • 204
9 슬와근 – 데드 리프트 • 205
10 종아리 – 스탠딩 카프 레이즈 • 206

PART 8

각 부위의 근육명칭 및 근육 만들기 공략법

1. 흉근(가슴근육) · 212
2. 삼각근(어깨근육) · 214
3. 승모근 · 215
4. 삼두근(상완삼두근) · 216
5. 광배근(등) · 218
6. 이두근 · 219
7. 전완근 · 221
8. 복근 · 222
9. 하체 · 223
10. 둔근(엉덩이) · 226

PART 9

몸짱기자가 추천하는 10가지 팁

1. NO Pain No Gain · 230
2. 초보자들의 나쁜 습관과 해결방안 · 234
3. 노년일수록 스스로를 몸짱으로 만들어야 · 242
4. 다이어트 성공을 위한 완벽 가이드 · 245
5. 뱃살 빼고 탄력 있는 복부 만들기 · 259
6. 여성도 근력운동이 필요하다 · 265
7. 운동 중 부상을 예방하는 방법 · 269
8. 운동 전후 식사요령 · 271
9. 운동량과 오버 트레이닝의 상관관계 · 273
10. 집에서 기구 없이 멋진 몸 만들기 · 279

프롤로그
그대 꽃중년을 꿈꾸는가?

흔히들 요즘을 '100세 시대'라고 한다. 질병에 걸리지 않을 경우 100세까지 살 수 있다는 이야기다. 100세까지 살기 위해서는 무엇보다도 건강해야 한다. 물론 경제적인 능력도 필요하다. 돈과 건강 모두 중요하다고 하겠다.

하지만 둘 가운데 건강이 더 중요하다고 할 수 있다. 아무리 오래 살더라도 건강하지 못해서 움직이지 못하거나 병치레만 한다면 삶의 의미가 없을 것이다. 옛날 어른들이 '노세 노세 젊어서 노세 늙어지면 못 노나니~' 했던 것도 다 일리가 있는 것이다. 따라서 건강한 100세 시대를 맞이하기 위해서는 내 몸을 관리하는 노력과 투자가 필요하다.

현재 60~70대 어른들은 자식을 위해서 평생을 바친 세대들이다. 이들 가운데는 자식들 다 키우고 이제 살만한데, 암에 걸려 죽거나 건강이 좋지 않아 고생하는 사람들이 많다. 오로지 자식을 위해서 희생하며 살아오느라 자신의 건강을 돌볼 여유가 없었기 때문이다. 따라서 우리는 건강한 100세를 맞이하기 위해 40~50대 이후부터라도 건강관리에 신경을 써야 한다.

몸짱기자가 바라는 이상적인 라이프사이클은 '30+30+30'이다. 30년 동안 공부하고, 30년 동안 돈을 벌고, 30년 동안 인생을 즐기며 사는 것이다. 100세를 산다고 가정할 때 가장 합리적인 계산이 아닌가 싶다. 지금까지 자식을 위해 건강을 해치면서까지 고생을 했다면 앞으로는 나 자신을 위해 투자하고 관심을 갖는 지혜가 필요하다고 하겠다. 나이가 들면 자신의 건강이 자식들에게도 큰 도움이 된다. 나이가 많은 부모를 모시고 있는 자식이라면 누구나 건강하게 사시는 게 가장 큰 행복일 것이다.

우리나라 건강보험료 통계에 따르면 65세 이후에 지출하는 의료비용이 평생 사용하는 의료비용의 절반 이상을 차지하는 것으로 나타났다. 이는 나이가 들수록 건강관리에 신경 써야 한다는 것을 반증하는 것이다. 건강한 몸을 만들고 몸짱이 되기 위해서는 포기하지 않는 습관이 중요하다. 공짜로 얻어지는 것은 없는 법이다.

아울러 '1등을 하기보다 지키기가 어렵다'는 말처럼 몸짱이 되기는 쉬워도 지키기란 그리 쉽지 않다는 사실을 알아야 한다. 반드시 규칙적인 생활과 운동하는 습관을 유지해야만 몸짱도 계속 유지할 수 있다.

꽃중년과 건강한 노후를 꿈꾼다면 지금 당장 시간을 내어 운동을 실천에 옮기도록 하자. 술잔을 꺾는 가벼운 팔운동만 하지 말고 좀 더 역동적이고 미래지향적이며 창조적인 운동에 시간을 투자하도록 해야 한다.

나이가 들어서 자식이나 가족들에게 짐이 되지 않기 위해서는 나 자신의 몸과 건강을 지키는 지혜와 대비가 필요하기 때문이다.

꽃중년으로 다시 새롭게 태어나는 것은 그리 어렵지만은 않다. 자신과 약속을 하고 그 약속을 지키면 되는 것이다. 늦었다고 생각할 때가 가장 빠를 때라는 말이 있다. 지금 당장 헬스장으로 달려가 운동을 시작하도록 하자.

책의 출판을 제안해 주신 도서출판 무한의 손호근 대표님과 부족한 원고를 멋진 책으로 탄생시켜준 박수진 편집장에게 감사의 말을 먼저 전한다.

또 사진촬영을 위해 수고해 주신 양기태 사진작가님, 모델로 수고해 준 박현명 프로 등에게도 고마움을 전한다.

무엇보다도 운동을 할 수 있도록 식단관리를 위해 도시락을 싸주며 고생을 한 집사람, 식이요법 하는 모습을 보시고 혹시 큰 병에 걸리지 않았나 하면서 걱정하신 부모님 그리고 식사 때 마다 불편을 감수해 가면서 이해를 해준 직장동료 및 나를 아는 모든 지인들에게 감사의 마음을 전한다.

몸짱기자의 작은 도전(69일간의 투병생활)이 모범사례가 되어 많은 사람들에게 용기와 희망을 주어 건강하고 행복한 삶을 영위하는데 조금이나마 도움이 될 수 있기를 간절히 바란다.

- 2013년 7월 밤섬을 바라보며

PART 1

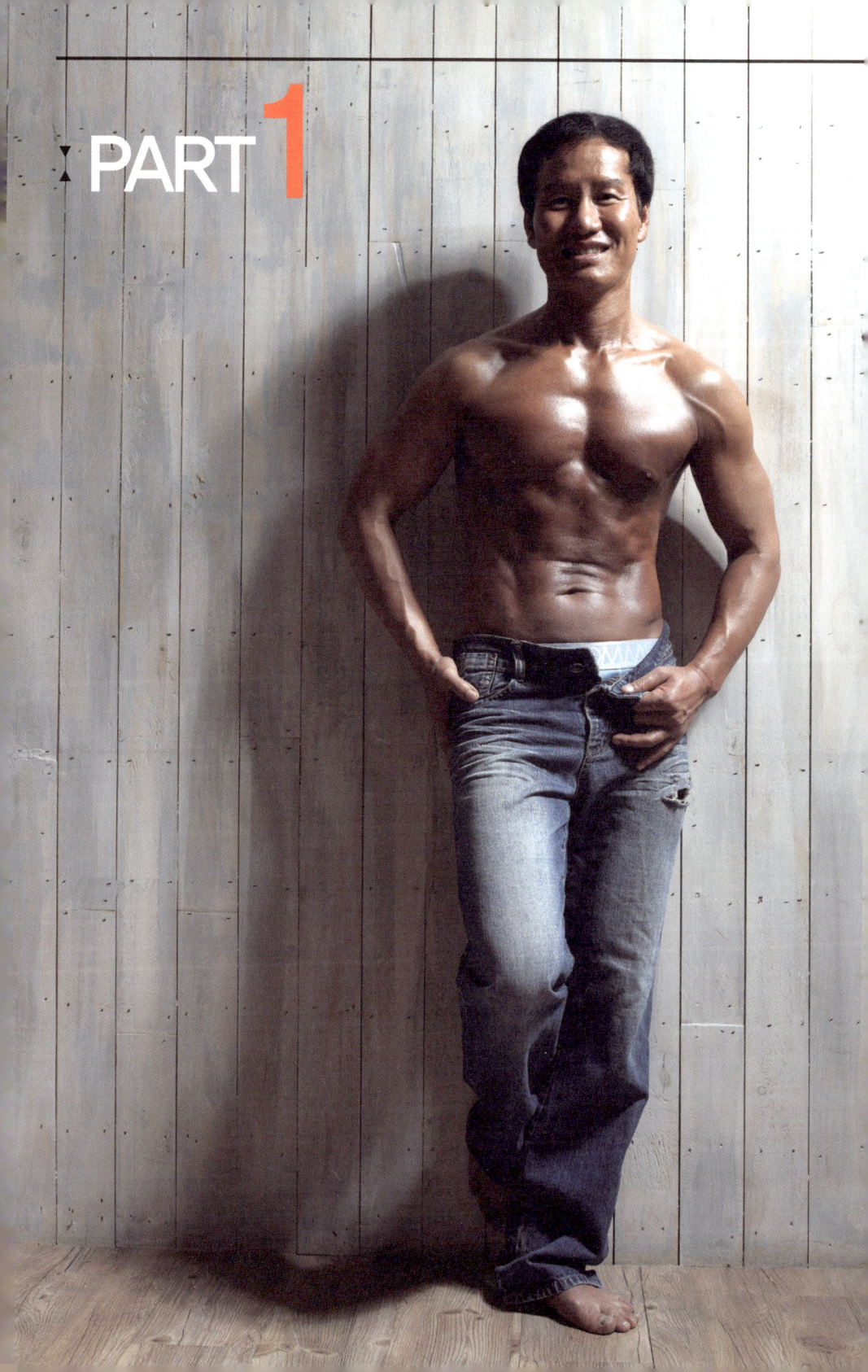

인생의 반환점에 선
나도 **몸짱**이 될 수 있다

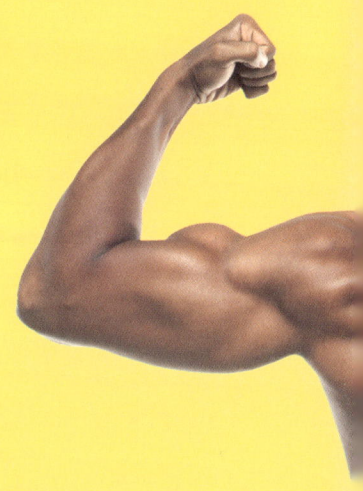

1. 누구나 몸짱이 될 수 있다
2. 내가 몸짱이 되려는 이유?
3. 몸짱기자 만큼만 하면 나도 몸짱
4. 미래를 위해 나에게 투자하자

1 누구나 몸짱이 될 수 있다

나이가 들면서 기력이 떨어지고 자신감이 없어지는 것은 인간이면 누구나가 느끼는 자연스러운 현상이다.

하지만 주변을 보면 나이 70~80세가 된 할아버지와 할머니가 젊은 사람 못지않게 건강을 유지하며 아름답고 즐겁게 사는 모습을 볼 수 있다. 그들 중 일부는 타고난 건강체질인 분도 있지만 건강관리를 철저하게 하면서 노후를 맞이한 분들이 대부분이다.

우리나라의 평균수명은 매우 빠른 속도로 증가하고 있다. 조만간 최고령 국가에 도달할 것으로 보인다. 내 몸을 가꾸어 젊음을 되찾고 노년을 아름답게 보내기 위해서는 지금부터 투자가 필요하다.

몸짱은 TV에서 보는 아이돌스타나 유명 연예인들만의 전유물이 아니다. 누구나 목표를 정해놓고 운동을 하는 습관을 가진다면 도달할 수 있는 것이다.

연예인들의 경우 몸이 재산이기 때문에 철저한 자기관리를 통해서 몸짱이 되는 경우가 대부분이다. 요즘은 제아무리 재능이 뛰어나다고 해도 몸매가 따라주지 않거나 건강미가 부족한 연예인은 경쟁력과 상품성이 없다.

운동선수들도 자신의 상품성을 높이기 위해서 몸을 만든다. 여자 선수들의 경우 예쁜 얼굴과 빼어난 몸매의 소유자가 인기가 있다. 아름답고 건강미가 넘치는 선수라면 누구나가 선호하기 때문이다.

골프선수들의 경우 '외모'가 계약금 결정과정에서 큰 비중을 차지하는 것으로 나타났다. 전체의 35%를 차지했다. 외모는 얼굴과 몸매를 포함하고 있다.

이와 함께 세련된 패션 감각이 꼽혔다. 소위 옷걸이가 좋다거나 간지가 나는 몸매의 소유자를 선호하는 것이다. 스포츠 스타를 소위 '걸어다니는 광고판'이라고 부르기도 하니 이상한 일이 아니다.

일반인도 크게 다를 바 없다. 요즘 면접에서 좋은 점수를 받기 위해서 성형을 하는 남자 취업준비생들도 많다. 여자는 말할 것도 없다. 이왕이면 다홍치마라고 날씬하고 건강미를 소유한 사람을 선호할 수밖에 없기 때문이다.

따라서 행복하고 즐거운 삶을 영위하기 위해선 몸짱이 되어야만 한다. 몸짱은 현대사회를 살아가는 사람들에게 훌륭한 무기가 될 수 있다. 또 자신의 노력 여하에 따라서 누구나 몸짱이 될 수 있다. 연예인이나 스포츠 스타만이 갖춰야 하는 것은 아니다.

더 늦기 전에 행복한 노후를 위해서 몸짱이 되어 경쟁력을 갖출 수 있도록 관심을 가져야 한다.

2 내가 몸짱이 되려는 이유?

운동에 관심을 갖고 있는 사람들 가운데는 몸짱이 되려는 이유와 운동을 시작하게 된 계기가 각자 다를 수밖에 없다. 어떤 사람은 자신감 회복을 위해서, 어떤 사람은 스트레스를 풀기 위해서 하는 등등.

하지만 모두가 건강하고 멋진 몸을 만들기 위해서인 것만은 분명한 것 같다. 다음은 몸짱기자가 회원으로 있는 '몸짱만들기 카페' 회원들이 올린 글들을 간추린 것이다. 독자들도 비슷한 이유에서 운동을 시작했다면 반드시 성공하기를 바라는 마음이다.

〈40대를 건강하게 보내고 싶어서〉
30살까지 185cm에 64kg, 결혼 후 40세 94kg,
1년이 지난 현재 84kg.
어릴 때는 워낙 말라 운동한 기억도 없었고,
직장 다니며 술만 열심히 마셨더니 뱃살만 늘었어요.
그러더니 갑자기 혈당이 올라 쓰러졌지요.
운동시작 1년, 81kg까지 감량했더니 다들 너무 말랐다고만 하네요.
웨이트트레이닝 제대로 시작한지 1개월, 식단조절, PT 주3회, 개인운동 2회 이상 꾸준히 하고 있어요. 나이 먹어 뭐하느냐 모를 때도 있지만
요즘 운동에 재미 들였네요.
내년 2월말까지 나 스스로 만족할만한 몸을 만들려고 애쓰고 있습니다.
회원 여러분! 모두 원하시는 몸짱으로 거듭나시길 바랍니다.

〈열등감이 지배했던 나의 삶을 열정적으로〉
항상 열등감 때문에 자신 없던 모습으로 살아왔는데,
이제는 사랑하는 아내도 생겼고 아이도 생길 예정입니다.
그래서 자신 있는 남편, 멋있는 아빠가 되기 위해 열심히 노력해야될 것 같습니다.
항상 누군가와 비교하며 나자신을 힘들게 만들었던 과거 모습이 너무 안타까워
앞으로 열심히 살아보려 합니다.
그 첫 번째로 항상 불만이었던 비만체형을 건강한 몸으로 바꾸려고 합니다.
앞으로 화이팅!

<몸과 내 인생의 터닝 포인트를 위해서>
저는 올해 40세의 가장입니다.
3년 전 우연하게 집안 모임에서 당 수치를 재다가 가족들이 깜짝 놀랐죠.
당 수치가 468로 헉! 거의 환자 수준이였습니다.
그 후 당뇨로 고생하다가 결국 약을 좀 먹고 호전되나 싶더니
그 이상을 내려가더라고요.
그래서 다시 운동을 시작했고 지금은 150 정도로 내려가 많이 좋아졌습니다.
이렇게 아프다보니 운동의 소중함을 알았고요.
회사생활에만 미친 듯이 매달려 있다가 이제 운동을 더 위주로 하고 있습니다.
이제 술과 담배보다 운동을 더 많이 해서 제 몸의 터닝 포인트를 찾으려 합니다.
여러분도 꾸준한 운동을 통해 건강한 인생을 살기 빕니다.
건강과 우리 가족을 위하여~

<멋있고 폼 나게 살고 싶어요>
마르고 배만 나온 체형으로 26년을 살았습니다.
이제 탄력 있고 건강한 몸으로 여생을 살고 싶습니다.
무엇보다 옷맵시를 잘 살리고 싶네요.
패션의 완성은 몸인 것 같아서요.

<출산으로 망가진 몸 되살리기 위해>
늦은 나이에 결혼해 아이 둘을 낳았어요.
결혼 전에는 운동도 다니고 몸도 좋은 편이였습니다.
긴장을 하면 살이 찌는 타입이라
첫째 낳고 본격적으로 운동하려 했는데 둘째 임신.
나이를 생각해서 몸에 무리가 가지 않는 내에서 운동을 시작하려 합니다.
출산하고 3개월 지났는데 지금부터 무리하면 나중에 너무 고생할 것 같아서요.
조금씩 하다가 1년 채우고 본격적으로 하려고요.
결혼 전보다 더 좋은 몸 가지고 싶어요.
100배는 노력해야겠죠.
아이들에게도 지금처럼 뚱뚱한 엄마이고 싶지는 않네요.
그럼 모두 파이팅입니다!

<정말 할 일이 없다, 그래서 몸짱이 되고 싶다>
한심한 이유라고
정말 편한 세상 사는 사람이라고 말들 하겠지요,
열심히 낮에 일하고, 때로는 밤을 새고 집에 가서 잠자고 나면 할 일이 없다,
애들은 학교 가고 애 엄마는 애 키우느라 바쁘고,
앞듯이 40 넘어 50이 되면 애들은 애들 일이 바쁘고 애 엄마는 애들 따라 바쁘다,
나는, 바쁠 일이 뭐 있어,
내가 술도 안 마시고 사교성도 없어 주위사람들과 안 어울리니,
조기축구다 사회인야구다 그딴 거 안 하고, 컴퓨터게임 안 하니 도대체 할 일이 없다,
그래 힘번 운동이나 해볼까 하는 생각에 20대 때 하던 헬스에 다니게 됐고
30대 때 마라톤 하던 맘으로 다시 운동하니 해볼만 했다,
헬스장에 역기 한 번 들고 10분 노닥거리고, 덤벨 한 번 들고 밖에 나가 담배 피고 들어오는
사람보다는 열심히 운동했다고 생각하는데 웬걸,
샤워하고 나면 근육이 다 풀려버리고 집에 가면 근육이 어디 있는지 모르겠다,
그래도 1년 넘게 하다 보니 이젠 제법 없던 근육도 생겼는데,
이제 더 욕심을 부려서 닭가슴살도 먹어 보고 싶고 보충제도 먹어 보고 싶다,
내가 과연 어디까지 진화할까가 궁금하다,

<인생의 정점을 찍어 보고 싶어요>
이유 있겠습니까,
한번 사는 인생이고 아직 젊은 나이인데,
운동 열심히 해서 몸의 정점을 찍어봐야 되지 않겠습니까,
평생 ET몸으로 살기엔 인생이 아깝다고 생각합니다,

<살기 위해서 운동하려고요>
군에 입대할때 57kg이었습니다.
군에서 열심히 구르고 엄청나게 먹은 결과 68kg까지 찌웠습니다.
의도하지 않게 자연스러운 근육도 생기고 참 좋았습니다.
제대 후 5kg이 빠지고, 직장을 다니면서 5kg이 더 빠졌습니다.
다시 원점으로.
직장생활 하면서 너무 피곤하고 힘듭니다.
스트레스도 많지만 살이 빠져서 남들보다 몇 배는 더 피곤한 것 같습니다.
주말이면 시체가 되어 일어나지를 못합니다.
멋진 몸! 건강한 마음! 다 좋지만 살기 위해 운동을 시작하려고 합니다.
앞으로 멋지고 건강한 생활할 수 있도록 도움 부탁드립니다.
화이팅!

<이혼의 아픔을 이겨내고자>
나는 가수가 꿈이었다. 그래서 대학 전공을 살리지 않고 신인가수의 길을 걸었다.
재정문제 때문에 그만두어 새로운 직업을 갖게 됐지만, 댄스가수로의 꿈은 살아있었다.
아이 아빠와 나는 화려한 연예계에서 만났다.
그러나 나는 곧 버림받았다.
외모지상주의인 세계에서 몸짱이 아니라는 이유로 잔인하게 버려졌다.
이제 나도 독하게 살을 빼서 이성교제를 하고 싶다.
몸매에 자신감이 없어서 위축되어 남자도 제대로 못 사귀어 엉떨결에 만난 남자였다.
수시로 굶고 좋다는 다이어트 약은 다 먹어왔을 정도였다.
그런데 요요현상으로 일시적으로 빠졌다가 다시 더 찌곤 했다.
자살기도를 하기도 했다.
그러다가 남성들의 전용인 줄만 알았던 헬스를 알게 되었다.
그리고 개인 트레이너 선생님을 만났다.
나도 노력하면 살을 뺄 수 있고 몸짱이 될 수 있다는 걸 알았다. 몸짱은 나의 오랜 소원이다.
꼭 나도 노력해서 더 나은, 밝은 삶을 살 것이다.

<사람답게 살고 싶습니다>
저는 원래 어렸을 때부터 몸무게가 많이 나갔습니다.
워낙에 짠 음식과 라면, 떡볶이 등을 좋아했습니다.
그러다 보니 중학교 때 몸무게는 120kg에 키는 156cm이었습니다.
몸이 이러다 보니 당연히 친구도 없고 왕따를 심하게 당했습니다.
그래서 고등학교를 가기 전 3달 동안 무식하게 운동을 하고 거의 물 이외에는 아무 것도 먹지 않으며 운동을 해서 몸무게를 70kg으로 만들었습니다.
하지만 요요가 오고 또 빼고를 반복하다보니 살이 쳐지고
가슴에는 그동안 축적됐던 지방이 남아 여자 가슴처럼 되어버렸습니다.
그리하여 현재 키 168cm에 몸무게 94kg 돼지로 다시 돌아와버렸습니다.
뭐 이유는 많이 먹기도 하지만, 제가 이벤트 MC를 하다 보니
뷔페에서 밥을 많이 먹어 살이 급격히 쪄더군요. 그러면서 주위 친분 있는 사람한테도 놀림을 많이 받고 웃으면서도 가슴에 상처를 많이 받았습니다.
운동으로 살을 빼 예전처럼 사람답게 살고 싶습니다.

3 몸짱기자 만큼만 하면 나도 몸짱

　몸짱기자는 젊어서부터 스포츠광이었다. 20~30대 때는 헬스보다는 매주 농구와 축구를 했었다.

　토요일에는 연예인농구단에서 농구를 했다. 또 일요일에는 눈이 오나 비가 오나 연예인축구단에서 한 번도 빠지지 않고 매주 축구를 했었다. 운동의 강도는 전문선수에 뒤지지 않을 정도로 규칙적이고 체계적(?)으로 했었다.

　언제나 지치지 않는 체력과 정신력으로 팀에서 '터미네이터'라는 별명을 얻기도 했었다. 그러던 어느 날 어린이대공원 잔디구장에서 열

린 연예인축구단 시합에서 왼쪽발목 복합골절과 인대파열이라는 큰 부상을 입었다.

당시의 상황은 스포츠뉴스 시간에 방영되기도 했다. 생전 처음으로 119 신세를 지며 병원에 실려가 큰 수술을 두 번이나 받아야만 했다. 그 뒤로는 축구 및 농구와는 영영 이별을 했다. 이후 겨우 한다는 운동이 골프다. 하지만 그것도 형편이 넉넉하지 않아 언제나 마음뿐이다.

그래서 다시 시작한 운동이 헬스이다. 사실 헬스라는 운동을 제대로 체계적으로 배우지도 않았으며 열심히 해본 적도 없다. 그저 불규칙적으로 시간이 날 때면 벤치 프레스 몇 번 하고 아령을 만지작거리는 정도였다.

이후 세월이 흘러 더 이상 나이가 들기 전에 건강을 관리해야 한다는 생각이 들면서 다시 헬스에 관심을 갖게 된 것이다. 이를 계기로 책도 쓰게 됐다.

사실 헬스와 골프는 상극이라고 하는 사람도 많다. 지나치게 발달된 큰 근육은 골프스윙에 도움이 되지 않는 것이다. 몸짱기자도 같은 생각이다. 모처럼 필드에 나가면 두꺼워진 근육 때문에 스윙이 불편하다.

하지만 골프를 위한 헬스는 따로 있다. 하체를 집중적으로 단련한다거나 잔 근육 위주로 운동을 하면 비거리도 늘이고 골프점수가 향상되는데 큰 도움이 된다. 효과를 얻기 위해서는 방법을 제대로 알고 해야 한다.

몸짱기자의 운동방법은 누구나 실천할 수 있는 것이다. 아침에 일어나 공복에 생수를 마시고 1시간 정도 유산소운동을 한다. 그리고 퇴근 후에는 웨이트 트레이닝 위주로 1시간에서 1시간 30분 정도 근력운동을 한다.

요즘은 기구마다 운동요령과 효과부위 등에 대해 자세하게 설명을 해 놓아 혼자서 해도 큰 불편이 없다. 하지만 경제적인 여유가 있는 사람은 한 3개월 정도 개인 트레이너를 활용하는 게 도움이 될 것이다.

가장 중요한 것은 자신과의 약속을 지키는 것이다. 어떠한 일이 있더라도 정해 놓은 규칙을 지키면서 운동을 하는 것이 중요하다. 처음에는 힘들고 귀찮지만 일정한 습관이 되면 편하다. 오히려 하지 않으면 불안하거나 기분이 좋지 않은 경우도 생긴다.

또 운동도 중요하지만 영양(식이요법)관리가 더 중요하다. 식탐이 강한 몸짱기자이지만 운동을 시작한 다음에는 아무리 맛있고 좋아하는 음식이라도 정해 놓은 것 외에는 절대 먹지 않는다.

목구멍에 '외부음식(정해놓은 음식 외의 음식) 반입금지'라는 푯말을 붙여놓고 어떠한 일이 있더라도 반드시 지킨다. 정해 놓은 음식만 먹다보면 맛이 없다. 하지만 몸을 위해서 또는 운동효과를 위해서 먹는다고 생각하면 그런대로 지킬 수 있다.

몸짱기자가 가장 실천하기 어려운 부분이 휴식이다. 운동의 효과를 빨리 얻기 위해서는 '운동-영양-휴식' 등 3박자가 골고루 맞아야 하는데 말이다. 직장인이라서 휴식이 항상 부족하다. 늦게 자고 일찍 일어나다 보니 수면이 항상 부족한 상태다.

하지만 독자들도 몸짱기자가 하는 것처럼만 하면 6개월이나 1년 안에 몸짱이 될 수 있다. 중요한 것은 자신과의 약속을 꼭 지키는 것이며 운동을 할 때는 운동에만 집중해서 하는 것이다.

직장에서도 가끔 시간이 나면 책상 모서리를 붙들고 팔굽혀펴기를 하고 가능하면 계단을 이용해서 오르내리는 습관을 갖도록 한다. 엘리베이터를 타더라도 동승자에게 피해를 주지 않는 범위에서 옆구리에 긴장을 주는 운동을 해도 된다.

그리고 술과 담배를 가능하면 멀리하는 게 좋다. 정 끊을 수 없다면 양과 개수를 줄이기라도 해야 한다. 특히 담배는 끊을 것을 강권한다. 술은 적당히 마시면 괜찮다. 적당이란 기준이 사람마다 달라서 지키기가 어렵겠지만, 몸짱기자는 식이요법과 운동을 통해 69일 만에 10kg을 감량했다.

'몸짱기자도 하는데 나라고 못할 것 뭐 있냐'는 생각이 들면 당장 헬스장으로 달려가길 바란다.

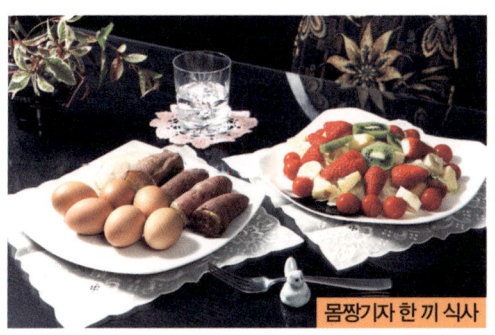

몸짱기자 한 끼 식사

4 미래를 위해 나에게 투자하자

우리나라 40~50대의 부모들은 자식을 위해서 모든 것을 투자하면서도 정작 본인을 위해서는 투자하지 못하며 살고 있다.

몸짱기자도 아들을 위해서는 많은 것을 투자했지만 정작 나와 배우자를 위해서는 그렇게 많이 투자하지 못했다. 하지만 늦지 않았다. 지금부터라도 건강한 노후를 위해서 투자를 해야 한다.

특히 건강관리를 위해서는 과감한 투자를 해야만 한다. 그래야 나중에 자식들에게 짐이 되지 않기 때문이다. 오래 사는 것도 중요하지만 건강하게 오래 사는 것이 본인의 삶의 질은 물론 주변사람들에게 도움이 되는 것이다.

헬스클럽에 등록을 하자

일단 본인을 위해서 조금 투자를 해야 한다. 처음에는 헬스클럽에 가서 3개월 정도 끊어서 운동을 시작하는 게 좋다. 몇 백만 원씩 하는 고급 헬스클럽이 아니어도 좋다. 요즘 동네에 있는 헬스클럽의 경우 3개월에 12~15만 원짜리도 많다. 나를 위해서 한 달에 4~5만 원을 투자하는 거다. 그러면 돈이 아까워서라도 매일 가는 습관을 갖게 될 것이다.

그리고 일단 운동을 시작하게 되면 헬스클럽에 있는 트레이너의 도움을 받자. 기본적인 운동방법과 간단한 프로그램을 짜서 규칙적인 운동을 하도록 한다.

보통 사람들은 대부분 하기 편한 운동만 하곤 한다. 가장 많이 하는 것이 벤치 프레스인 것 같다. 또 어떤 사람은 눈에 잘 띄는 복근운동만 열심히 하는 경향이 있다. 이는 올바른 운동방법이 아니다. 가능하면 골고루 해야 한다. 남자의 경우 하체운동을 하면 남성호르몬 분비가 자극되어 근육을 만드는 데 도움을 준다.

가장 추천하고 싶은 운동은 바로 스쿼트다. 스쿼트를 할 때 어깨에 바벨을 얹고 15회씩 3세트를 반복한다. 무게는 자신의 근력에 맞게 조정하면 된다.

영양을 골고루 섭취하도록 하자

운동보다 더 중요하다고 할 수 있는 것이 식단이다. 나 자신을 위한 식단에 투자를 해야 한다. 나이가 들수록 영양성분을 고려해서 섭취하는 것이 현명하다. 부족한 부분을 보충해줄 수 있는 비타민이나 건강기능식품을 섭취하는 것도 필요하겠다.

특히 운동을 시작한 다음부터는 가능하면 짠 음식이나 국물음식은 먹지 않는 것이 좋다. 짠 음식을 먹게 되면 물이 나트륨을 희석시키는 데 사용되어 근육을 만드는 것을 방해한다.

또 식단에서 단백질 섭취가 중요하다. 근육을 만드는 재료는 단백질이기 때문이다. 단백질이 부족하면 근육이 만들어지지 않는다. 유산소운동이든 무산소운동이든 끝난 후 닭가슴살을 꼭 챙겨 먹으면 좋다.

운동을 본격적으로 하게 되면 활동량이 적은 사무직도 식사를 조금 늦게 하거나 거르게 되면 집에 들어갈 때 걷기가 힘들 정도로 허기를 느끼게 된다. 운동으로 인해 근육이 늘어나 기초대사량이 증가해서 에너지 소비량이 늘어났기 때문이다. 따라서 운동하기 전보다 식사를 더 잘 챙겨 먹어야 한다.

자신에게 투자를 조금만 하면 금방 변화를 느끼게 된다. 기력이 좋아지면서 집중력도 좋아진다. 몸의 균형이 바로 잡혀서 바른 자세로 걷게 되고 자연스럽게 자신감도 생기게 된다.

꼭 자신을 위해서 조금이라도 투자를 하라고 권하고 싶다. 비싼 조깅화나 트레이닝복은 아니더라도 가벼운 차림으로 가까운 곳에 나가 걸으며 운동을 할 수 있는 복장 정도는 장만하는 게 좋다.

PART 2
40대부터 오기 시작하는 건강 적신호

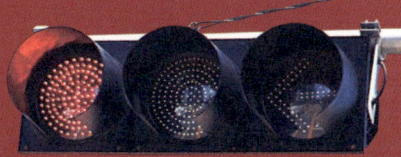

1. 근육은 연 1%씩 줄어든다
2. 달리기로 건강해지자
3. 운동을 하지 않으면 뼈가 약해진다
4. 유산소운동으로 원기를 회복하자
5. 지치지 않고 운동을 계속하는 기술

1 근육은 연 1%씩 줄어든다

마흔 무렵부터 인체의 대사기능은 현저히 낮아져 소비열량이 감소한다. 근육량이 감소하고 지방량이 증가했기 때문이다. 기초대사량은 생명을 유지하기 위해 필요한 최소한의 에너지 양으로 인체 총 소비열량의 60~75%에 이른다.

기초대사량의 60%가 근육의 열 생산을 위한 에너지로 쓰인다. 이는 인체 총 열량소비의 40%가 근육에 의한 소비임을 의미한다. 즉 기초대사량은 근육에 정비례해 근육의 양이 늘면 기초대사량이 늘어나고 근육의 양이 줄면 기초대사율이 떨어진다.

근육은 인체에서 최대의 에너지 소비자인데 1kg이 늘면 80kcal가 자연 소모되며 가만히 있어도 15분 정도 걸은 효과를 얻는다. 또한 근육은 몸을 움직이는 경우뿐만 아니라 움직이지 않는 경우에도 열을 생산한다.

따라서 근육량이 현저하게 줄어드는 40대부터 기초대사량의 감소와 지방의 축적이 뚜렷하게 나타난다. 30대가 되면 근육의 양 감소와 체지방 증가가 조금씩 나타나기 때문에 크게 눈에 띄지 않지만 40대가 되면 비례상태가 되어 지방이 쉽게 줄지 않는다.

물론 근육량 감소가 지방량 증가를 반드시 초래하는 것은 아니다. 대부분의 경우 근육량 감소는 기초대사량의 저하를 가져오고 이는 지방의 증가를 야기한다. 근육량 감소에 따른 기초대사량의 저하는 탄수화물이나 지방이 에너지원으로 소비되는데 한계를 가져온다.

에너지원으로 사용되지 못하고 남은 탄수화물과 지방을 에너지원으로 잘 사용하는 소비자가 근육이다. 근육이 얼마나 활성화 되는지에 따라 체내에 축적되는 지방량이 결정되는 것이다. 그러므로 근육량을 증가시켜 기초대사율의 증가와 내장지방의 감소를 추구하는 것이 건강에 바람직하다.

2 달리기로 건강해지자

간단하면서도 놀라운 효과를 가져다 줄 수 있는 운동이 있다면 그것은 바로 '달리기'이다. 더구나 달리기는 별도의 비용이 들지 않는다. 규칙적인 달리기를 통해 건강을 찾고 이상적인 몸에 도달할 수 있다.

달리기는 불필요한 피하지방을 제거해줌으로써 몸매를 지속적으로 바꿔준다. 뿐만 아니라 통증을 완화시키고, 스트레스를 해소시키며, 더욱 편안하고 지적인 사람으로 만들어준다고 알려져 있다.

달리기는 인간을 보다 창조적이며 지적인 존재로 만든다. 달릴 때는 가만히 있을 때보다 뇌에 산소가 2배로 공급된다. 이는 집중력의 향상을 가져다준다. 또한 다양한 신경세포 사이에 새로운 연결이 이루어지며 기억력, 학습능력, 창의력 등이 규칙적인 달리기를 통해 대폭 증강된다.

달리기를 하면 체내에서 진통제인 엔도르핀^{endorphin}이 분비되므로 달리기를 하는 사람은 운동을 하지 않는 사람에 비해 체내의 엔도르핀 농축양이 더 많다. 엔도르핀은 체내에서 분비되는 진통제로서 달리는 사람의 기분을 고조시키게 되고 달리기를 하는 사람들은 행복한 기분을 느끼게 된다. 달리기는 수면에도 도움이 된다.

잠드는 시간은 더욱 짧아지고 깊은 잠을 자는 시간은 길어진다. 선잠을 깨는 일도 드물어지며 악몽을 꾸는 횟수도 감소한다. 결과적으로 숙면을 취할 수 있게 되므로 생동감 있는 하루를 보낼 수 있다.

달리기로 날씬해지자

달리기는 모든 운동 가운데 에너지 소비가 가장 많은 운동이다. 체중이 75kg인 남자가 15분 동안 달리면 150kcal의 에너지가 소비된다. 이는 꾸준히 매일 15분씩 달리면 일주일에 1,000kcal를 소비할 수 있다는 말이다.

달리기를 통해서 지방은 더 이상 피하조직에 쌓이지 않고 근육에서 연소되고 신진대사는 활발해진다. 규칙적으로 달리기를 행하면 기초대사량도 증가한다. 기초대사량의 증가는 가만히 있기만 해도 살이 빠지는 효과를 가져다준다.

하지만 달리기를 한다고 체중이 하루아침에 변화하지 않는다. 달리기를 통해 피하지방이 차차 연소됨으로써 체중이 변하는 것이므로 시간적인 여유를 갖고 달리기를 하자. 또한 힘에 부칠 정도로 격렬하게 달리기를 하는 것은 건강에 큰 도움을 주지 않는다. 천천히 달릴 때 더 많은 지방을 연소시킬 수 있다.

달리기로 젊어지자

인간에게는 120살까지 살 수 있는 잠재력이 있다. 그러나 우리는 그 나이까지 대부분 살지 못한다. 그 나이에 이르기 전에 다양한 병으로 인해 죽음을 맞이하기 때문이다. 그 주요 원인으로 심혈관계 질병이나 암을 꼽을 수 있다.

1995년 이 질병들은 남성의 경우 사인의 72%를 차지했다. 이 질병의 원인은 운동 부족, 잘못된 식습관, 스트레스 등이다. 다시 한 번 생각해보자면 질병은 불가피한 운명이 아니라 노력으로 피할 수 있는 것들이라고 할 수 있다.

달리기는 그 자체로 운동이 될 뿐만 아니라 스트레스 해소에도 도움이 된다. 더불어 영양조절이 가능해지며 궁극적으로 질병을 예방하고 생명연장의 꿈도 이룰 수 있다.

고혈압은 혈관에 무리를 주기 때문에 혈관경화의 원인이 된다. 달리기는 혈관의 흐름을 개선해 고혈압을 치료하고 예방할 수 있다. 혈관의 탄력 또한 좋아지고 수축력도 개선되어 혈관이 튼튼해지는 효과를 가져다준다. 규칙적인 달리기는 심장의 능력을 개선시켜 적은 산소를 이용해 더 많은 산소를 순환시킬 수 있게 된다. 정지상태의 맥박수도 감소시키는 효과를 가져다준다.

즉 심장이 수축하는 사이의 시간이 더 길어지는 것으로 달리기는 심장박동수를 낮춰준다. 각종 성인병의 원인인 콜레스테롤의 수치를 낮춰주기도 한다. 엄밀히 말하자면 좋은 콜레스테롤 수치는 높이고 나쁜 콜레스테롤 수치는 낮춘다. 피 속에 나쁜 콜레스테롤이 과도하게 많으면 혈관경화의 원인이 된다. 이는 혈관이 좁아지게 만들고 장기나 심장, 뇌에 산소가 제대로 공급되지 않게 만든다. 그러다가 혈관이 완전히 폐쇄되면 뇌졸중이나 심근경색 등이 일어나는데 달리기는 이를 방지한다.

무엇보다 달리기는 암의 위험을 감소시킨다는 장점을 지닌다. 달리기를 하면 암세포를 초기에 공격해 파괴시키는 킬러세포수가 증가하게 되며 다른 면역체계가 암세포를 조기에 감지하는 능력도 높아진다.

달리기는 면역체계를 강화한다

규칙적으로 적당히 달리는 사람은 전혀 달리지 않는 사람보다 병치레가 줄어든다. 규칙적으로 달리기를 하면 면역체계는 침입자에 대한 반응이 빠르고 민감해진다. 바이러스를 옮기는 세포들을 파괴하는 자연적인 킬러세포들의 수도 50%나 증가한다.

바이러스에 감염이 된다 하더라도 증상도 심하지 않고 앓는 기간 또한 줄어든다. 면역체계를 강화하기 위해서는 주당 2~4시간의 운동량을 서너 번에 나누어서 하는 것이 가장 효과적이다. 너무 많거나 혹은 너무 적은 운동량을 행하지 않도록 한다.

또한 운동의 강도를 높여 빨리 달리는 것보다는 운동량을 늘려서 오래 혹은 자주 달리는 것이 면역력을 높이는 지름길이다. 무엇보다 정신적인 스트레스가 많아질수록 질병의 위험이 높아지기 때문에 정신적인 스트레스를 피하는 것이 좋다. 또한 달리기를 하는 사람들에게는 지방이 적은 양질의 식사로 영양분을 섭취해 건강한 식습관을 유지해야 한다.

달리기는 등 통증과 스트레스를 해소한다

요즘 등의 통증으로 고생하는 남성들이 많지만 대처방법을 아는 사람은 드물다. 대부분의 사람들에게 등의 통증은 대략 3가지 이유로 나타난다.

1. 약한 몸통근육
2. 경직된 자세
3. 스트레스

등의 통증은 특히 몸을 사용하지 않고 머리만 사용할 경우에 빈번하게 나타나므로 통증을 없애기 위해서는 뛰는 것이 가장 좋다. 다리를 이용해 앞으로 움직이면 척추근육은 넘어지지 않게 균형을 잡으려고 한다. 이때 배와 등의 근육이 강화된다. 달리기는 또한 편향적인 자세를 취하며 사는 현대인들에게 자세의 균형을 유지하는데 효과를 발휘한다.

스트레스는 현대사회의 큰 문제 중의 하나로 스트레스로 인한 질병은 우울증, 등의 통증, 위궤양, 고혈압, 심근경색, 위염 등 그 종류가 다양하다. 달리기는 스트레스를 해결하는 데 탁월하다.

우리 몸은 외부의 자극을 받으면 거기에 알맞은 신체 상태를 만들기 위해 스트레스 호르몬이 분비된다. 또 심장박동이 빨라지고 혈압이 오르며 숨이 가빠지고 근육(특히 등의 근육)이 긴장하는 등 일련의 신체반응이 나타난다. 이 스트레스는 안정을 취하지 못하게 하고 신경을 예민하게 만들며 잠을 이룰 수 없게 한다.

또한 이 호르몬들로 인해 등의 근육은 계속 긴장상태에 있게 되고 여러 가지 심신의 해를 일으킨다. 그러므로 스트레스 반응을 가능하면 자연스럽게 끝맺는 것이 중요하다. 이를 위해 알맞은 신체반응을 필요로 하는데 달리기가 적합하다.

스트레스 호르몬인 아드레날린^{adrenaline}과 노르아드레날린^{noradrenalin}의 수치를 떨어뜨리기 위해서는 일주일에 2~3회 하루 30분씩 뛰는 것이 적당하며 즐겁게 뛰는 것이 중요하다. 처음 시작하는 사람이라면 일단 걷는 것으로 시작해 점차 속도를 높여가도록 하며 스트레칭과 달리기는 상호보완적인 효과를 내므로 스트레칭을 결합하면 효과적이다.

3 운동을 하지 않으면 뼈가 약해진다

관절염

다리의 근육이 강해지면 관절염을 30% 정도까지 줄일 수 있다. 여자가 남자보다 무릎관절염이 많은 이유 중의 하나는 근력이 약하기 때문이다. 날씨가 추워지거나 비가 오는 날이면 관절염으로 팔, 다리, 어깨 등이 쑤셔서 고생하는 사람이 많다. 관절염은 골다공증과 함께 고령화 추세로 그 수가 부쩍 늘고 있다. 비만인구가 많은 미국은 관절염환자가 전체 인구의 약 10%나 된다는 통계가 있다.

관절염은 관절 내에 염증, 부종, 통증 등이 있어 붓고 아픈 것이다. 그러나 염증에 의한 류마티스관절염이나 통풍성관절염은 드물다. 가장 일반적인 것은 나이를 먹으면서 생기는 퇴행성관절염으로 원인이 뚜렷하다. 통증이 심한 류마티스관절염과 통풍성관절염은 치료를 통해서 어느 정도 치유가 가능하지만 퇴행성관절염은 치유가 힘들다는 점에서 예방이 중요하다.

퇴행성관절염은 나이가 들면서 관절의 윤활유 역할을 하는 활액이 줄어들고 뼈 사이의 물렁한 연골이 닳아 없어져 뼈 사이에 마찰이 생기면서 염증과 부종이 생겨 관절에 통증이 생긴다. 주로 나이가 지긋한 노인들에게서 나타난다. 특히 비만이거나 젊었을 때 격한 운동을 했을 경우에 더 잘 나타난다.

관절염이 생기면 처음에는 일시적으로 가벼운 관절통이 관절을 많이 사용한 경우에만 나타난다. 그러다가 증상이 심해지면 관절을 사용하지 않아도 통증이 느껴지고 관절이 뻣뻣해지면서 관절주위가 붓고 열이 나며 벌겋게 달아오른다. 시간이 지나면 뼈에서 소리가 나거나 관절이 변형되어 다리가 휘어진다.

관절염을 악화시키지 않는 가장 좋은 방법은 체중을 관리하는 것이다. 무릎관절염은 내 몸무게를 버티지 못해서 생기는 경우가 많다. 체중이 많이 나가면 무릎관절의 부담도 커져 관절염이 악화된다. 체중을 조절해주는 것만으로도 관절염의 위험을 크게 줄일 수 있다.

운동으로 다리근육을 강화시켜주는 것이 관절염 예방에 도움이 된다. 운동은 관절의 연골에 자극을 주어 뼈가 튼튼해지고 칼슘을 축적해준다. 또한 관절주위의 인대나 근육을 강하게 해준다. 관절염으로 인해 통증이 오면 다리를 사용하지 않으려고 하는 경향이 많은데, 이는 오히려 다리근력을 감소시켜 걷기가 더 힘들어진다.

관절염을 예방하기 위해서 걷기를 할 때는 부드럽고 편안한 운동화를 신고 발뒤꿈치, 발바닥, 엄지발가락 순서로 바닥에 닿도록 자연스럽게 걸어야 한다. 자신의 키에서 100cm를 뺀 숫자가 자신의 보폭이므로 거리를 환산해서 운동초기에는 25분 정도 걷고 걷는 시간을 점차 늘려 8개월 정도 후에는 45분 정도로 하는 것이 바람직하다.

또 유연성을 기르기 위해 스트레칭 체조나 근력강화를 위한 운동을 꾸준히 하는 것이 중요하다. 무엇보다 평상시에 눕거나 앉아서 생활하는 시간을 최대한 줄이고 가까운 거리나 계단은 걷도록 해야 한다.

단 평상시에 통증이 느껴지거나 급성기일 때는 운동을 하지 않도록 한다. 진통제를 복용하는 경우는 통증을 느끼지 못하기 때문에 운동 강도를 조절하지 못해 과도한 운동을 하는 경우가 있으니 주의하도록 한다.

골다공증

골절이 일어나기 전까지는 눈에 띄는 아무런 증상도 없이 서서히 뼈의 양이 감소되고 밀도가 낮아져 나중에는 마치 구멍이 숭숭 뚫린 스펀지처럼 되어 심하면 넘어지거나 포옹하는 정도의 사소한 충격에도 뼈가 부러지고 스스로 움직이기 힘든 상태가 되는 병이 골다공증이다.

척추, 골반, 고관절, 손목 등에 골절이 일어나면 치료도 잘 안 되고 사망률도 급격하게 증가하는 위험성을 지닌다. 최근에는 노인인구가 증가되면서 골다공증을 앓는 사람들도 늘어나고 있다.

보통의 경우 관절염질환이 있는 사람의 약 20%는 골다공증도 가지고 있다. 관절염이 심해져서 골다공증으로 발전하는 것은 아니다. 하지만 관절염 증상이 나타날 때 칼슘을 꾸준히 섭취해주면 골다공증을 어느 정도 예방할 수 있다. 성장기에 뼈가 꾸준히 자라 30대 전후에 뼈의 밀도와 강도는 최대가 된다.

그리고 이 시기가 지나면 서서히 골 손실이 일어난다. 보통 1년에 약 1% 정도 골밀도가 감소한다. 60대 후반까지 이렇게 감소율이 완만

하게 지속되다가 그 이후에 급격한 감소가 일어난다.

골다공증은 칼슘의 섭취가 부족한 사람, 몸이 지나치게 야윈 사람, 젊었을 때 운동을 하지 않은 사람 등에게서 많이 나타난다. 남성의 경우 남성호르몬 저하, 식욕부진과 체중 저하, 고령의 나이, 작고 얇은 골격, 가족 중에 골다공증이 있는 경우, 과도한 음주와 흡연, 운동 부족, 약물 부족 등이 골다공증의 원인이 된다.

골다공증이 일어나는 것은 성장기에 충분히 골 형성이 되지 않았거나 성년이 되어 골 손실이 지나치게 많이 일어났기 때문이다. 이는 우리의 생활습관과도 관계가 깊다. 현대 일상생활에서는 뼈를 사용할 일이 거의 없다. 걷는 대신 자동차를 이용하고 계단 대신 엘리베이터를 이용하며 시간이 없어 운동도 제대로 하지 못한다.

골다공증을 예방하기 위해서는 많이 움직이고 뼈를 적당히 사용하는 생활습관이 필요하다. 골 손실이 많이 일어났다는 것은 뼈가 활발하게 영양소를 받아들여 뼈의 밀도를 높일 필요성을 느끼지 못한 것이다. 뼈를 튼튼하게 만들어도 뼈를 사용할 일이 없기 때문에 자연스럽게 뼈에 영양소의 공급량이 줄어들고 골 손실이 쉽게 일어난 것이다. 그러므로 칼슘이 풍부한 음식을 섭취하는 동시에 저항성 운동을 꾸준히 실시해야 한다.

골다공증으로 판명이 되면 우선 술, 짠 음식, 커피 등을 피하고 적정량의 칼슘 섭취와 규칙적인 운동을 해야 한다. 무엇보다 가장 중요한 것은 규칙적인 운동으로 뼈가 적절한 힘을 받지 않으면 금세 약해지기 때문에 무게를 적당히 실어주는 운동을 하면 좋다.

걷기나 조깅, 평소에 계단 오르기, 자전거, 줄넘기 등을 자신의 최대 운동능력의 60~75%, 1회 20~30분 이상, 일주일에 3회 이상하면 효과가 있다. 골다공증이 있는 경우는 골밀도가 매우 감소되어 있기 때문에 걷기를 하더라도 물을 담은 페트병 2개를 배낭에 넣어 등에 메고 운동을 해야 한다.

또한 덤벨dumbbell이나 바벨과 같은 웨이트weight 기구를 이용한 저항성 운동을 병행해 뼈에 자극을 줄 필요가 있다. 체조를 하는 경우에는 반동을 주거나 과도하게 구부리고 펴는 것을 삼가고 반동 없이 자연스럽게 펴는 스트레칭 체조를 실시해야 한다.

또한 근육을 신전伸展시키는 경우는 호흡을 자연스럽게 하고 호흡이 자연스럽지 못한 경우에는 운동범위를 줄여서 하도록 한다.

비록 현재는 골다공증이 없다 하더라도 1주일에 3~5회 정도 하루에 30~45분 정도 운동을 하면서 정기적인 골밀도검사를 하는 것이 바람직하다. 또한 멸치나 우유 등 칼슘이 풍부한 음식을 많이 섭취해 체내의 흡수를 돕는 것도 좋은 방법이다.

4 유산소운동으로 원기를 회복하자

유산소운동이란 말 그대로 운동 시 산소가 필요한 운동으로 운동을 해서 몸의 산소 소비량을 높이는 것이다. 수영, 걷기, 조깅, 달리기,

자전거 타기, 에어로빅, 댄스, 등산, 배드민턴, 테니스, 탁구, 스쿼시, 축구, 농구 등과 같이 오랫동안 지속적으로 충분히 산소를 섭취하며 하는 운동을 예로 들 수 있다. 유산소운동을 계속하면 많은 양의 산소가 근육세포로 운반되고 심혈관계의 활동이 좋아져서 심장의 효율이 높아지고 콜레스테롤과 중성지방의 수치는 낮아져서 질병을 예방할 수 있을 뿐만 아니라, 질병치료의 효과도 기대할 수 있게 된다.

지방을 태우는 데는 산소가 필요하기 때문에 다이어트에 있어서는 유산소운동이 무산소운동에 비해 소모되는 칼로리가 많으므로 효율적이다. 유산소운동은 근육의 수축이 혈류를 막을 정도가 아니기 때문에 산소공급이 원활해 근섬유 손상이 심각하지 않다. 따라서 근육이 많이 만들어 지지는 않지만 에너지를 만들어 내는 능력과 산소를 잘 이용하는 능력인 지구력이 증강되는 효과를 가진다. 유산소성 운동은 피로를 회복시키고 체력을 단련시켜 일상생활에도 활력을 불어 넣는다.

운동을 해서 산소를 많이 섭취하면 지방은 분해가 되면서 우리 몸에서 이산화탄소와 물이 되어 배출된다. 보통 유산소운동은 20분 이상 지속할 경우 효과가 높다. 간단하게 일상생활에서 쉽게 할 수 있는 걷기, 조깅, 줄넘기, 등산 등을 통해 건강에 큰 도움을 줄 수 있다.

걷기

간단하면서도 안전하게 할 수 있기 때문에 대부분의 사람들이 많이 하고 있다. 걷기는 장소에 구애 받지 않고 운동 강도의 조절도 가능하며 기구 없이도 가능하다는 장점을 갖고 있다. 또한 신체에 무리가 되지 않기 때문에 비만인 사람, 고령자, 하물며 수술 후 회복기에 있는 환자들도 많이 한다. 걷기는 피하에 있는 지방을 감소시켜서 비만을 예방할 수 있고 심장의 박동수를 낮추어 운동에 필요한 산소요구량도 감소시키므로 운동능력을 향상시키고 피로도 회복시켜 준다. 또한 걷기로 인한 체중의 감소는 요요현상이 없다.

조깅

체지방을 소모시켜줄 뿐만 아니라 폐에 적절한 자극을 주어 심폐기능을 향상시킬 수 있는 전신운동으로 특별한 기술이나 장소가 필요하지 않고 걷기와 마찬가지로 장소에도 구애를 받지 않는다. 또한 걷기에 비해 칼로리 소모 효과도 상당히 크다.

방법

조깅에 적합한 속도는 옆 사람과 편하게 대화를 할 수 있고 옆으로 스쳐지나가는 간판을 읽을 수 있는 정도이다. 조깅을 처음 시작할 때는 무조건 달리는 것보다는 15~30분 정도 걷기와 조깅을 반복하다가 조깅하는 시간을 점차 늘려가는 것이 바람직하다. 몸이 어느 정도 적응을 한 후부터 달려야 관절이나 심장에 무리가 오지 않기 때문이다.

시간

무조건 빨리 뛴다고 해서 건강에 좋은 것이 아니라 매일 꾸준히

40분~1시간 정도 뛰는 것이 좋다.

줄넘기

주로 손으로 돌리고 발로 뛰면서 하는 단순한 운동으로 아주 간단한 운동으로 생각되지만 사실상 짧은 시간만 뛰어도 힘이 든다. 줄넘기 또한 간단한 도구를 가지고 시간이나 장소에 구애를 받지 않고 할 수 있는 운동으로 심폐지구력, 근력, 유연성, 순발력, 지구력 등을 증진시킬 수 있다. 줄넘기를 하기에 좋은 장소로는 딱딱한 콘크리트나 아스팔트 위는 무릎이나 관절을 상하게 할 수 있으므로 부드러운 흙이 있는 운동장이나 마당, 마루에서 하는 것이 좋다. 요즘은 줄넘기 매트도 판매하고 있으므로 이를 이용하는 것도 바람직하다.

방법

줄넘기를 할 때 시선은 정면을 향하고 자세는 몸을 약간 앞으로 기울인다. 발바닥의 앞부분으로 뛰고 발뒤꿈치는 붙이지 않도록 하며 몸에 힘을 빼고 가볍게 점프한 후 착지 때는 무릎을 가볍게 굽히는 것이 올바른 방법이다. 점프를 할 때 두발을 앞으로 뻗거나 뒤로 너무 많이 굽혀서 뛰는 것은 금물이다. 무리하게 높이 뛰거나 크게 뛰지 않아야 하며 리듬감 있게 운동을 하고 싶다면 음악을 들으면서 하는 것도 좋다. 줄넘기를 할 때는 발에 오는 충격이 크기 때문에 반드시 운동화를 신어야 한다. 충격을 완화할 수 있도록 밑창이 두껍고 스펀지가 있는 조깅화 종류가 좋다.

등산

많은 사람들이 선호하는 운동종목 중 하나로 일단 시작하면 중간에 쉽게 포기할 수가 없다는 것이 가장 큰 장점이다. 게다가 신선한 공기를 마시며 자연을 만끽할 수 있기 때문에 다른 운동에 비해 정신건강에 훨씬 도움이 된다. 등산은 신체의 여러 근육을 사용하기 때문에 운동효과가 높고 칼로리 소모도 크다.

방법

올바른 걸음걸이로 등산하기 위해서는 우선 등산화가 발에 잘 맞고 편해야 한다. 일반적으로 산에 올라갈 때는 등산화의 끈을 약간 느슨하게 매고 내려올 때는 꽉 매야 한다. 산길을 걸을 때는 발바닥 전체로 땅을 짚는다고 생각하면서 발바닥 전체가 지면에 닿도록 한다. 걷는 속도는 평균 2~3km로 정하고 진흙길이나 모랫길에서는 등산화 뒤꿈치로 강하게 딛고 균형을 잡으면서 내려와야 한다.

시간

초보자는 몸 전체를 조금씩 앞뒤로 흔든다는 기분으로 천천히 걸으며 30분 걷고 10분 정도 휴식을 취하는 것이 적합하다. 한 번에 많이 쉴 생각으로 무리해서 오랫동안 걷지 말고 너무 피로해지기 전에 일정한 간격을 두고 쉬어야 한다. 앉아서 쉬기보다는 가급적 서서 쉬는 것이 좋다. 보통의 경우는 20분 산행 후 5분 정도 쉬는 것이 신체의 피로를 더는 데 효과적이다.

대부분의 직장인은 등산을 할 수 있는 시간적 여유가 많지 않아 1주일에 1회 정도 가는 것이 일반적이다. 이때 횟수가 적다고 무리해서 한 번에 4시간 이상씩 무리해서 등산을 하면 오히려 피로가 누적되고 건강에 도움을 주지 못한다.

집 주변에 산이 없는 사람이라면 도심 번화가를 돌아다니며 유산소운동을 할 수도 있다. 장을 보러 대형마트에 가거나 쇼핑을 하러 백화점에 가서 돌아다니며 유산소운동을 하는 것이다. 또한 운동하러 갈 때 차를 타지 않고 걸어가거나 지하철을 타고 내릴 때 계단을 이용하는 습관을 들여 최대한 많이 걸으려 하는 것도 좋은 방법이다.

이처럼 유산소운동은 일상에서 비교적 쉽게 할 수 있으니 많이 적용해 보려고 하는 것이 중요하다. 단 걸으면서 혹은 달리면서 반드시 현재 내가 운동을 하고 있다고 생각해야 몸이 운동효과를 더 잘 느끼고 지방을 집중해서 태울 수 있다.

5 지치지 않고 운동을 계속하는 기술

1. 목표를 정한 후 운동을 시작한다 – 중기적·단기적인 결승점을 설정한다

운동을 하는 이유가 분명하지 않으면 의욕은 쉽게 사라지고 만다. 그러므로 운동을 통해 얻고자 하는 것을 확실히 해야 한다. 목표를 정하는 것은 무엇보다도 중요한 것이다. 목표를 정하고 그 목표에 도달하는 것은 정신건강에도 많은 도움이 된다. 목표에는 기본적으로 2가지의 전제가 필요하다.

① 목표는 현실적이어야 한다

운동을 시작하는 1~2주차에는 운동을 향한 의욕이 욕심으로 바뀌어 실현 불가능한 목표를 세우고 왜 성과가 보이지 않는지 조바심을 내거나 스트레스 받지 않아야 한다. 보통 사람들이 운동을 하다가 쉽게 실패하는 이유는 처음 운동을 시작해 3일 정도 엄청난 양을 몰아서 하고는 그만두기 때문이다. 현실적이지 못한 목표설정은 목표에 도달하지 못했음을 확인하는 순간 운동에 대한 의욕과 흥미는 사라지고 만다.

따라서 현실적인 목표를 정하는 것이 중요하다. 운동은 체중뿐만 아니라 삶을 변화시키겠지만 단시간에 그 결과가 나타나지 않는다. 열심히 한다고 무조건 살이 빠지고 몸이 만들어지는 것이 아니다. 정확하게 알고 정확하게 운동해야 한다.

② 목표는 구체적이어야 한다

대부분의 사람들은 "나는 살을 빼고 싶어!"라고 말한다. 이와 같은 목표는 구체적이지 못하고 구속력 또한 없다. 반면 "난 3개월 동안 5kg을 감량할거야!"라는 목표는 구체적일 뿐만 아니라 구속력을 지니기에 계획한 시간 내에 목표에 도달하기 위해 열심히 운동할 수 있게 만든다.

운동기간에 맞는 현실적인 운동 목표와 운동효과 주의사항을 살펴보면 다음과 같다.

	1~2주
운동 목표	• 다양한 운동기구의 올바른 사용법을 습득하자. • 체온을 올려 유연성을 높이자. • 워밍업 스트레칭에 충분한 시간을 할애하자. • 인터벌 트레이닝으로 유산소운동의 효과를 높이자. • 운동할 때 해당하는 근육의 움직임을 의식하자. • 자신에게 맞는 중량과 횟수 등을 파악하자. • 워밍업만큼 릴렉스 스트레칭도 중요하다.
운동효과	• 겉으로 드러나는 몸의 큰 변화는 기대하기 어렵다. • 기초체력을 쌓고 근육을 만들어갈 기본 준비를 하자.
주의사항	• 처음 며칠간 의욕에 불타 과도하게 운동할 수 있다. 미리 세워 놓은 운동계획에 반드시 따라야 한다. 몸에 변화도 없고 안 쓰던 근육을 써서 온몸이 아프기 때문에 포기하기 좋은 시기이므로 유혹을 이겨낸다.

	3~4주
운동 목표	• 운동 강도를 높이는 시기이므로 중량과 횟수를 늘려 힘이 빠질 정도로 신체를 단련하자. • 운동할 때 목표근육의 느낌을 잘 받아야 한다. 거울을 보며 정확한 느낌을 받도록 마스터 하자. • 굽었던 등과 어깨가 쫙 펴지면서 복근이 희미하게 윤곽을 드러낼 정도의 몸을 만들자. • 워밍업과 릴렉스 스트레칭을 가볍게 실시하자.

운동효과	• 조명을 잘 받으면 서서히 근육의 윤곽이 드러나는 정도가 된다. • 몸에 탄력이 생기고 굽었던 등과 어깨가 쫙 펴지는 느낌을 받는다. • 불면증이 사라지고 배변활동이 좋아진다. • 몸이 가벼워진 걸 느끼고 피부에 윤이 난다.
주의사항	• 지방이 빠지고 근육량이 늘어나는 시기이므로 체중에 큰 변화가 나타나지 않을 가능성이 있으므로 체중에 연연하지 않는다. • 술자리 유혹을 뿌리치기 힘든 시기다. 순간의 유혹을 잘 참아 내자. • 운동 강도가 높아지면서 부상 위험이 따르므로 자기에게 맞는 중량과 횟수를 찾아 무리하지 않도록 한다.

5~6주	
운동 목표	• 운동기구의 중량과 횟수를 몸이 지칠 정도로 높이자. • 대흉근을 집중해서 단련해 선이 뚜렷해진 가슴라인을 만들자. • 드롭세트와 컴파운드 세트법으로 운동방법에 변화를 주자. • 꾸준한 유산소운동과 복근운동으로 복부지방을 걷어내고 좀 더 선명한 복근을 만들자.
운동효과	• 대흉근이 도드라지고 가슴라인이 좀 더 뚜렷해진다. • 식스 팩이 자리 잡고 그 윤곽이 조금씩 나타난다. • 어깨가 벌어지고 어깨와 팔 라인이 세련되어진다.
주의사항	• 운동 스트레스로 인한 갑작스런 짜증을 잘 다스리자. • 목표치에 가까워진 몸의 변화에 만족해 운동을 그만둘 수 있으니 주의하자.

7~8주	
운동 목표	• 운동 강도와 횟수를 최고 단계로 높이자. • 아랫배를 집중 공략해서 식스 팩이 확실하게 드러나고 몸이 완전한 완성단계에 이르도록 하자. • 잔 근육을 만들어 몸의 근육을 섬세하게 다듬자. • 드롭세트와 컴파운드 세트, 트라이 세트 훈련법으로 운동방법에 변화를 주자.
운동효과	• 그토록 빠지지 않던 아랫배가 반응을 보인다. • 식스 팩이 완전하게 자리 잡고 윤곽이 또렷해진다. • 근육과 힘줄이 도드라지면서 강한 남성의 포스를 보인다. • 어깨가 벌어지고 이두근과 삼두근을 단련한 덕분에 팔 라인이 세련되어진다.
주의사항	• 스트레스 때문에 밀려드는 식욕을 잘 다스리자. • 죽도록 운동하기 싫은 금요일의 유혹을 이겨내자.

2. 내재적 동기로 지속성을 높인다

40~50대 남자들에겐 늘 20대의 몸으로 돌아가고 싶은 욕망이 있다. 그 좋았던 언제나 힘이 넘치고 건강하던 시절, 축 늘어진 지금의 뱃살 따윈 절대 찾아볼 수 없는 시절로 말이다.

'20대의 내 몸 만들기' 핵심은 체중감량이다. 보통의 경우 40대 이상의 남성은 20대 때 자신의 체중이 정상체중이다. 현재 남성들의 예상수명은 95세이다. 95세까지 건강하게 사느냐 아니면 병에 걸려 힘들게 사느냐는 체중에 따라 크게 좌우된다.

특히 고혈압, 당뇨병, 콜레스테롤 등의 만성질환을 갖고 있다면 반드시 체중을 감량해야만 한다. 또한 이제는 남자의 외모도 능력으로 평가받는 시대이므로 자신의 성공을 위해서도 체중을 감량해야 한다.

운동을 하면 20대보다 몸이 더 좋아지는 것을 느낄 수 있다. 꼭 체중감량 때문이 아니어도 몸은 가뿐하고 개운해지며 피부가 윤이 나고 온몸에 활력이 생긴다. 불규칙한 식생활과 폭음하는 습관 등에서 기인한 위장과 대장의 문제들도 모두 해결되어 쾌변을 할 수 있게 된다.

야식을 즐기던 식습관도 자연스레 고쳐지고 불면증도 사라진다. 무엇보다 운동을 하면 엔도르핀endorphin이 분비되고 엔도르핀은 사람의 기분을 고조시킨다. 엔도르핀의 분비는 심리변화를 동반해 매사를 긍정적으로 생각하고 자신감이 넘치며 삶의 열정도 살아난다.

즉 꾸준한 운동은 결과적으로 생활습관이나 건강, 성격, 인생 전반에 긍정적인 변화를 동반하는데 이와 같은 장점들을 반복적으로 꾸준히 상기시키며 운동을 하면서 운동기간의 지속성을 높여야 한다.

운동을 시도해도 몸매가 살아나지 않는다고 말하는 경우가 있다. 그러나 그 이면에는 '의지부족'이라는 요인이 있다. 체중감량은 원하는 만큼 들인 시간과 노력에 비례하기 마련이다. 대부분의 사람들은 운동을 시작하고 며칠도 안 돼서 바쁜 생활을 핑계로 포기한다. 몇 달 동안 몸만들기에 성공하는 사람들도 있지만 그들 중에도 중도에 운동을 그만두어 1년 이내에 예전 몸으로 돌아가는 경우가 많다.

이 모든 원인은 의지부족이다. 명심해야 할 사실은 무엇보다도 우리의 몸은 지극히 솔직하고 정직하다는 것이다. 수년 동안 운동을 해 온 사람들은 "사람 몸은 정직해서 참 좋다"고 말한다. 열심히 한 만큼 그 결과를 정직하게 보여주는 게 바로 사람의 몸이라는 것이다. 운동만큼은 '하면 된다'는 진리가 언제나 통하므로 의지만 확실하면 반드시 성공할 수 있다는 것을 명심해야 한다.

3. 무슨 일이 있어도 3개월(주3회)은 계속한다

흔히 한국 사람들은 성격이 급하다는 소리를 많이 듣는다. 건강한 몸매를 가꾸는 데에도 예외 없이 몇몇 사람들은 운동을 하면 몸이 단번에 좋아진다고 착각한다. 바벨운동을 몇 번 하고 나선 거울 앞에서 알통을 확인하는 모습을 종종 볼 수 있다. 운동이 조금만 힘들어도 불평하거나 운동을 거른다든가 혹은 아예 그만두는 경우도 종종 있다.

하지만 몸을 만드는 데는 시간이 필요하다. 멋진 몸매란 운동을 해서 흘린 땀의 보상으로 꾸준히, 적어도 3개월은 해야만 결과물이 나온다. 급한 마음에 하루 이틀 오버 트레이닝을 하면 심한 경우 부상을 당해 더 이상 운동을 할 수 없어 결과적으로 운동과 멀어질 수도 있다. 그러므로 지속적으로 적당한 빈도와 강도로 운동을 할 때 좋은 결과를 얻을 수 있다.

운동은 최소 주3회 실시한다. 운동한 다음날 적어도 하루는 충분히 휴식을 갖고 근육을 쉬게 해야 웨이트 트레이닝 시 손상된 근육이 재생하고 성장하면서 근육을 쌓는 작업이 가능해지기 때문이다.

또한 저녁식사 2시간 전이 가장 효과적이다. 저녁식사 1~2시간 전이 트레이닝에 최고로 적합한 시간이다. 이때 우리 몸의 교감신경이 활발하게 일을 하고 위장에 주는 부담이 적다. 운동을 할 때 주의사항은 심한 공복 시와 식사 직후는 피해야 한다.

또한 장시간에 걸쳐 운동을 하면 근육형성에 좋지 않은 호르몬이 분비되므로 운동을 오래한다고 근육이 생기는 것이 아님을 명심한다. 단시간의 강도 높은 운동이 성장호르몬과 테스토스테론 같은 근육형성 호르몬의 분비를 촉진시킨다.

반면 장시간의 운동은 근육을 잡아먹는 호르몬인 코르티솔^{cortisol}을 과다 분비시켜 역효과를 가져온다. 이러한 근육파괴 호르몬은 스트레스 시 발생하는 것으로 몸매를 가꾸는 데 최대의 적이다.

적어도 3개월을 목표로 잡도록 한다. 물론 12주라는 시간을 계획으로 잡았다 할지라도 그 이후에도 운동은 지속되어야 한다. 12주간의 노력으로 몸매를 가꾸고 나서 운동을 안 해도 계속 유지가 된다면 좋겠지만 현실적으로 그럴 가능성이 매우 낮다. 하지만 12주 동안 제대로 운동을 했다면 그 이후에는 만들어진 몸을 유지하기가 쉽고 더욱더 노력한다면 몸매를 더 좋게 만들 수도 있다.

4. 자신에게 보상하자

일주일에 세 번씩 규칙적으로 운동을 하기로 결심했고 첫 2주를 열심히 한 경우 잘해낸 자신에게 어떤 형태로든 보상을 하는 것이 효과적이다. 보상은 의욕을 높이게 되고 운동에 더 흥미를 느끼도록 한다. 개인의 흥미와 취향에 따라 본인 스스로에게 칭찬의 의미로 보상을 하는 것이다.

 먹고 싶었던 음식을 먹거나 사고 싶었던 운동화를 사는 것과 같은 물질적 보상도 가능하다. 자신의 건강을 위해 무엇인가를 해냈다는 만족감과 확신, 자신감 역시도 좋은 보상이다. 또한 앞으로 계획해 놓은 운동기간 동안 목표를 달성할 때마다 자신에게 어떤 보상을 할지 미리 생각하는 것도 좋은 방법이다. 보상을 기대하는 것도 의욕을 고취시킬 것이다.

보상의 예시	· 발이 편한 새 운동화를 사거나 세련된 운동복을 산다. · 가고 싶었던 음식점에 간다. · 오랜만에 영화를 본다. · 좋아하는 가수의 콘서트 티켓을 구매한다. · 체중이 빠졌다면 여태까지 입어볼 수 없었지만, 이제는 입을 수 있게 된 세련된 옷을 산다.

5. 진보하고 있는지 점검하라

 목표를 위해 매진하면서 목표에 얼마만큼 다가가고 있는지 모르는 것은 답답한 일이므로 얼마만큼 진보하고 있는지 주기적으로 점검해보는 것이 좋다. 체중감소가 목적인 경우 체중계를 이용해 점검한다. 그러나 매일매일 저울에 올라가는 것은 의미가 없다.

 매일 같이 체중계에 올라가면 운동에 대한 의욕이 사라질지도 모른다. 지속적인 체중감소에는 시간이 필요하기 때문에 운동을 한다고 갑자기 체중감소가 나타나지 않는다. 또한 지방을 없애는 것이 목표라면 체지방의 비율을 측정할 수 있는 인바디^{InBody}와 같은 기계를 이용하는 것이 정확하다.

자신이 목표에 어느 정도 도달했는지 알고 싶다면 지구력이 얼마나 향상됐는지를 확인하는 것이 좋다.

지구력 측정방법은 예를 들어 러닝머신을 이용할 수 있다. 처음에는 러닝머신 속도를 7로 해서 30분을 하는 것이 힘들었으나 나중에는 30분은 거뜬하게 하게 되는 것을 확인할 수 있다. 즉 운동에 잘 적응을 하고 목표시간에 쉽게 도달할 수 있는지를 통해 확인하면 된다.

지구력의 개선은 지방의 비율, 콜레스테롤 수치, 혈압, 스트레스 수위, 심혈관계 질병과 암의 위험성을 모두 낮추기 때문이다.

6. 개인 트레이너를 활용하자

개인 트레이너란 번역하자면 개인전문 트레이너로 각기 다른 개인의 요구와 능력에 맞춰 가장 효과적이고 적합한 프로그램을 만들고 운동시켜 최적의 라이프스타일을 만들어주는 트레이너를 말한다. 퍼스널 트레이너$^{Personal\ Trainer}$는 해부학, 생리학, 생체역학, 건강진단법, 영양, 재활, 체력측정, 질병, 서비스와 CPR(심폐소생술) 등의 과정을 이수하고 이론과 실기시험에 합격한 사람만이 될 수 있다.

전 세계의 유행을 선도하는 미국의 상류층들이 일찍이 퍼스널 트레이너를 고용해 건강을 위한 삶에 투자하고 있다. 브리트니 스피어스와 크리스티나 아길레라, 핑크 등이 개인 트레이너를 통해 집중적으로 다이어트를 한다. 우리나라에서도 많은 연예인들이 더 좋은 모습을 보여주기 위해 개인 트레이너의 도움을 받고 있다.

개인 트레이너가 하는 일은 회원의 몸을 진단하고 회원에게 맞는 운동프로그램과 식단을 짜주고 이를 꾸준히 지킬 수 있도록 도와주는 일이다. 체계적인 운동프로그램을 짜고 올바른 동작을 지도해주며 운동 도중에 포기하지 않도록 독려하는 역할도 한다.

또한 개인 트레이너는 회원이 운동 외의 시간에도 자신을 관리할 수 있도록 꾸준히 동기를 부여해주고 적절한 식이요법을 처방해 지켜나갈 수 있도록 조언하고 관찰해 준다. 회원의 개인적인 이야기들도 동기를 부여하고 운동효과를 높이는 데에 도움이 되므로 신경 써서 듣고 적용한다.

"사람의 몸은 정직하다더니 나는 해도 안 되더라"라고 말하는 사람들도 있다. 이 같은 경우 잘못된 방법으로 운동을 해온 것이 아닌지 생각해볼 필요가 있다. 웨이트 트레이닝은 몸매를 가꾸고 근육을 키우는 데 더없이 효과적이지만 잘못된 방법으로 운동을 하면 원하지 않는 근육을 키우거나 부상을 당할 위험이 있다.

따라서 개인 트레이너의 도움을 받는 것이 좋다. 특히 대부분의 사람들이 가장 힘들어하는 시기가 트레이닝을 시작하고 2~4주 사이의 기간이다. 이 시기에 트레이너의 도움을 받는 것이 중요하다. 웨이트 트레이닝 초반에는 기본적인 자세나 기구 사용방법 등을 익힌다. 처음에는 신기하고 새로운 운동이기에 잘하다가 후에 똑같은 동작의 반복으로 인해 싫증을 느끼고 지루해 한다.

각기 다른 이유로 운동을 시작했지만 운동을 시작한지 얼마 되지 않아 멈춘다면 아무것도 변하지 않는다. 외로운 운동이자 자신과의 끊임없는 싸움인 웨이트 트레이닝에서 트레이너가 곁에서 격려하고 독려해주면 충분히 고비들을 넘길 수 있다.

하지만 무엇보다 중요한 것은 아무리 뛰어난 트레이너라 하더라도 운동을 대신해 줄 수는 없기 때문에 결국은 본인의 의지가 성공과 실패를 좌우한다는 사실이다. 트레이너와 고객과의 신뢰를 바탕으로 트레이너는 고객의 몸에 맞는 운동방법과 식이요법을 지도하고 고객의 의지가 그것을 실천한다면 몸은 분명히 좋아진다.

요즘은 개인 트레이너란 직업이 인기다. 수입도 쏠쏠하다. 한 달 8~10회에 50만 원에서 80만 원 정도를 받는다.

PART 3

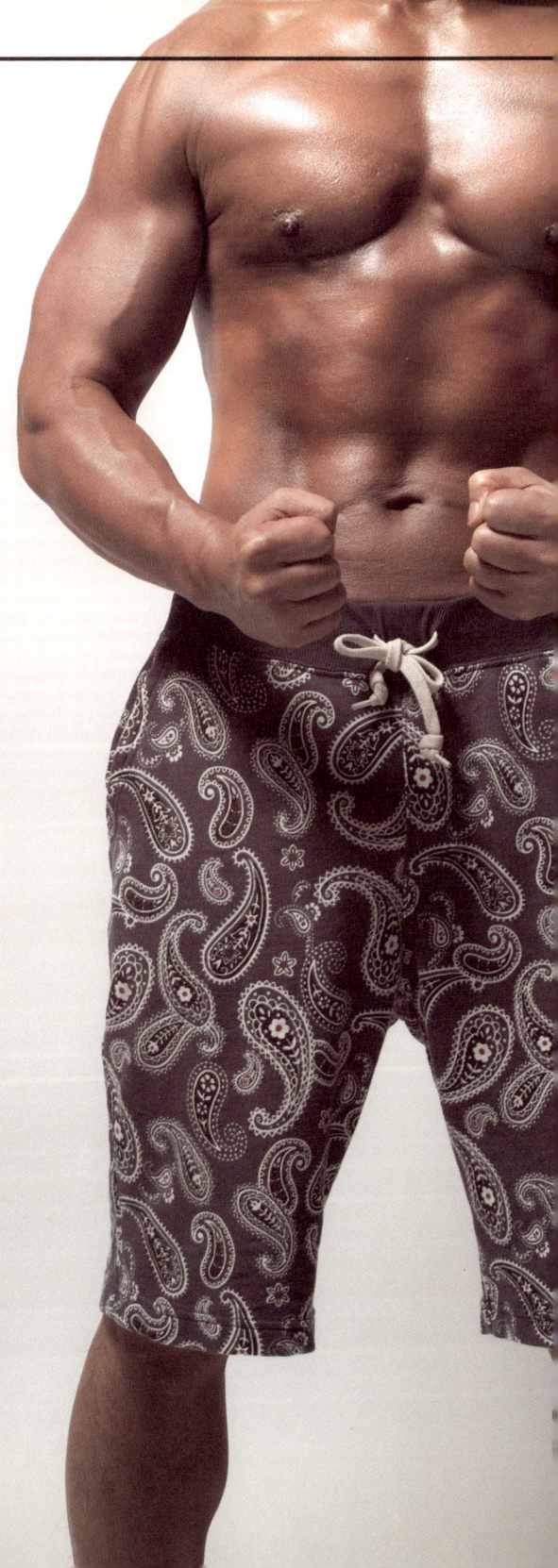

실패하지 않는 몸 가꾸기 원칙

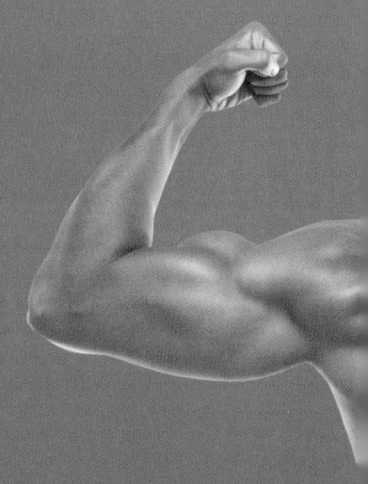

::
1. 점진성의 원칙
2. 반복성의 원칙
3. 의식성의 원칙
4. 전면성의 원칙
5. 개별성의 원칙
6. 특이성의 원칙
7. 과부하의 원칙
8. 삼위일체의 원칙

1 점진성의 원칙

단계적으로 강제성을 늘리고, 초심자는 성과에 집착하지 않는다

몸 가꾸기는 개인의 능력에 따라 행해져야 한다. 개인의 능력에 대해 상대적으로 질이나 양이 낮으면 적정한 자극이 되지 않는다. 반면 너무 강해도 향상을 기대할 수 없다. 지나치게 갑자기 강도를 높이면 여러 가지 신체적 장애를 일으킨다. 그러므로 쉬운 것에서 어려운 것으로 약한 것에서 강한 것으로 질과 양을 점진적으로 높여서 행해야 한다.

점진성의 원칙은 이와 같은 생리학적 이론을 근거로 운동기간 중에 운동부하를 점증시켜감과 동시에 트레이닝 양도 점진적으로 늘려가며 운동방식을 점차 복잡한 것으로 변화시켜 나가는 원리이다. 일정기간 동안은 운동 강도와 시간을 유지하다가 다음 주기에 부하강도와 시간을 높여주며 조직이나 기관에 생겨난 변화를 정착시키고, 피로를 회복시키기 위해 적절한 기간 동안 정기적으로 부하를 줄이는 등의 리듬을 지켜야 한다.

단계적으로 강도를 높이는 방법으로는 '양의 증가'와 '강도의 높임', '양과 강도의 동시 높임'이 있다. 양을 증가시키는 방법으로는 목표횟수를 단계별로 정한 후에 목표에 도달하면 다음 단계에서 목표횟수를 증가시키는 방법이다. 강도를 높이는 방법은 일정기간 동안에는 동일한 부하 트레이닝을 실시하다가 다음 단계에서 질을 높여가는 방법이다.

특히 초심자는 초반부터 과도한 운동을 행하는 것이 아니다. 장기적인 체력의 향상을 목표로 자신의 체력에 알맞은 수준의 가벼운 부하에서 시작해 강도를 높여가며 실시한다면 점진적 과부하로써 계속성을 고수할 때 성과를 얻을 수 있다.

2 반복성의 원칙

운동을 반복해서 습관화한다

운동의 효과는 체력적, 기술적으로 신경회로 형성, 기관의 적응, 기능증대라는 현상으로 나타난다. 트레이닝의 효과는 일회성 트레이닝이나 불규칙한 트레이닝으로는 도저히 기대할 수 없다. 왜냐하면 트레이닝에 의해 장시간에 걸친 반복적인 운동부하가 주어지고 난 후에야 각 기관이나 계통에 생리적 기능이나 생화학적 변화가 일어나서 안정되기 때문이다.

마치 운동기술의 발달이나 완성이 반복적인 기술연습에 의해서 조건반사적인 동작으로 습득되는 과정과 같은 원리이다. 반복의 원리가 효과를 얻기 위해서는 트레이닝의 부하와 피로 회복을 위한 휴식의 합리적 배분과 운동내용 등이 중요하다.

중단하면 효과도 사라진다

체력증진을 위한 트레이닝은 물론 체력유지를 위한 트레이닝에도 반복성의 원리는 적용된다. 운동을 중단하면 6주 정도 후에 근력의 약 10% 정도가 상실되며, 지구력은 운동중단 1주일 후부터 감소되기 시작하다가 8주 후에는 30~40%가 상실된다.

운동은 지속적이고 일정하게 빈도를 유지할 때 효과를 기대할 수 있다. 때문에 짧은 기간 동안이라도 중단하지 말고 이틀에 한번이라도 꾸준하게 실시하는 것이 한 번에 몰아서 운동을 하고 장기간 중단하는 것보다 운동효과를 기대할 수 있다.

3 의식성의 원칙

목적과 의의를 의식한다

운동은 그 목적을 정확히 알고 행하는 것이 원칙이다. 목적도 모르는 채 운동을 행한다는 것은 상해를 입기 쉬우므로 목적과 의의를 충분히 이해한 후에 운동을 행하는 것이 효과를 더 높일 수 있다.

운동참가자 스스로가 운동의 필요성을 인식하고 목적과 목표를 이해하고 있다면 운동참가자는 적극적이고 성실한 태도로 트레이닝에 참가할 수 있다. 즉 운동의 방법, 수단, 목적과 목표의 분명한 이해는 운동의 중요성을 인식하고 행하는데 도움이 된다. 뿐만 아니라 자율적인 참가로 효율과 효과를 극대화시킬 수 있다.

즉 자신에게 필요한 체력요소를 향상시킬 목표를 세우고 이를 위한 운동종목, 운동 강도, 운동시간, 운동 빈도를 설정하고 실제 운동을 할 때 이를 자각하면서 하면 효과를 얻을 수 있다.

사용하는 근육을 자각해서 근육 트레이닝 효과를 최대화

근육운동을 할 때는 운동 외의 다른 것은 생각하지 말고 운동하고 있는 부위에 온 신경을 집중해 최대한 느껴야 한다. 느낌을 잘 받는 가장 좋은 방법은 거울을 보면서 하는 것이다. 운동하는 전체 모습을 보는 것이 아니라 지금 운동하는 부위만을 집중해서 관찰하면 그 부위에 힘이 잘 들어가고 효과도 높일 수 있다.

운동방법, 중량, 횟수 등도 중요하지만 사용하는 근육을 자각하고 집중하는 것이 중요하다. 집중해서 운동을 하다보면 동작을 정확하게 구사해 상해도 방지할 수 있다.

운동 경험이 없어 어느 곳이 운동이 되고 있는지 잘 모를 때에는 근육부위를 손으로 만져보면 쉽게 알 수 있다. 운동초기에는 정해진 횟수를 맞추는 것보다 그 부위에 손을 대고 집중하는 연습을 하며 운동을 하는 것을 중점으로 해야 한다.

4 전면성의 원칙

균형 있게 몸을 단련한다

전면성의 원칙이란 모든 체력요소를 균형 있게 발달시킨다는 원리로 운동을 할 때 어느 능력은 뛰어나나 다른 능력은 전혀 없는 치우친

운동을 해서는 안 된다는 것이다. 운동의 내용은 모든 생리적 기능을 부활하게 하는 몸 전체를 사용해 발달시키는 트레이닝을 선택할 필요가 있다.

몸매를 가꾸고 건강을 지키는 데에는 몇몇 특정기관의 체력이나 기능보다는 신체 모든 기관의 체력과 기능이 총체적으로 관여하기 때문이다. 그러므로 인체의 모든 신체기관과 체력을 다양하게 발달시키는 다면적 발달 원리 principle of many sides에 의한 운동을 실시해야 한다.

좋아하는 운동을 순서대로 치우침 없이 단련한다

특히 초보 운동자는 잠재력과 발달 가능한 분야를 분석하고 이를 효과적으로 계발할 수 있도록 다양한 종류의 운동을 경험시키고 높은 수준의 트레이닝에 적응할 수 있도록 운동을 실시해야 한다. 내용적으로는 기초체력 만들기가 필요하나 체력운동만으로 기울어서는 안 되며 좋아하는 특정한 운동에 편중해서도 안 된다.

전면적 발달의 핵심원리는 '모든 인체의 기능과 형태는 생화학적, 심리학적으로 상호 관련성을 지니고 있다'는 것이다. 인체의 기능과 형태는 운동을 통해 다양한 효과와 일관된 반응을 얻을 수 있다.

인간적으로도 전면적인 개발과 발달을 도모하는 운동을 목표로 해야 한다. 전면적인 향상을 꾀하면서도 개인의 특징을 살려 즐길 수 있고 체력단련에 적합한 운동을 순서대로 실시하는 것이 중요하다.

5 개별성의 원칙

자신에게 맞는 운동순서를 따른다

개별성의 원칙은 개인의 특성에 맞는 트레이닝을 함으로써 보다 큰 효과를 얻을 수 있다는 원리이다. 인간의 능력은 선천적, 후천적으로 천차만별이며 각자 개성을 가지고 있다. 운동을 실시하면 각 개인은 동일한 운동에 대해 각각 다른 반응을 나타낸다.

유전, 성숙, 체력, 건강, 수면 그리고 기타의 개인적이고 환경적인 요소들이 그 원인이다. 조건이 너무 다른 사람들이 획일적인 운동을 실시하면 어떤 사람은 운동 강도가 너무 가벼워서 효과가 없지만 어떤 사람은 너무 강해서 고통이 따르기도 한다.

그러므로 개인이 운동의 종류, 운동 강도, 운동시간, 운동방법 등을 선택할 때 체력수준, 성별, 연령, 발육단계, 노화의 정도, 체형, 건강상태, 선호도 및 숙련도, 심리적 특성 등을 반드시 고려해야 한다. 이와 같은 개인의 특성은 건강검사, 체력진단, 운동습관조사 등의 자료와 지도자의 지속적인 관찰을 통해 얻을 수 있다.

이를 바탕으로 운동의 질과 양을 조절해야 한다. 그러나 이 원칙에 중점을 둔다면 전면성의 원칙과는 양립되지 않게 되므로 개인의 특징을 살리면서 전면적인 향상을 꾀하는 일이 중요하다.

헬스장이라면 개별성의 원칙을 지키기 쉽다

헬스장에서는 각자의 체형과 체질에 맞는 운동과 기구와 중량을 선택해 운동을 할 수 있기 때문에 개별성의 원칙을 지키기 쉽다. 뚱뚱한 체형이라서 집중적으로 살을 빼고 싶다면 벤치에 누워 덤벨 dumbbell 을 이용하는 가슴운동, 짐볼을 이용한 복부와 허리운동을 하면 효과를 높일 수 있다.

약골체형이라서 살을 찌우고 근육을 키우고 싶다면 벤치와 덤벨을 이용한 가슴운동, 바벨과 케이블을 이용한 어깨운동, 바벨과 덤벨을 이용한 팔운동, 기구를 이용한 다리와 등의 운동을 통해 효과를 높일 수 있다.

자신의 근력과 유연성 등 신체의 한계를 잘 모르기 때문에 웨이트 트레이닝을 처음 시작할 때 기구의 중량선택이 쉽지 않다. 기구의 중량선택에 관한 자세한 설명은 4장 무산소운동 편에 나와 있으니 참고하길 바란다.

운동 단계별로 중량과 횟수를 늘려야 한다. 이때 중요한 것은 무리하지 않고 조금씩 늘려야 한다. 미리 계획해 놓은 스케줄표의 중량에 따르는 것을 바탕으로 만약 15회를 3세트 반복할 수 없다면 중량을 줄여 횟수를 채우면 된다.

다만 반드시 바른 자세를 유지하면서 근육부위를 느끼고 운동을 해야 한다. 바른 자세를 유지하면서 힘들다고 느껴질 정도로 횟수를 채울 수 있다면 자신에게 맞는 중량을 선택한 것이다. 운동을 시작한 후

3주차 정도에는 자신의 중량에 대해 감을 잡는 경지에 오를 수 있다.

6 특이성의 원칙

목적에 특화된 운동을 한다

운동의 효과는 운동부하가 주어진 신체의 계통 또는 일부 기관이나 조직에 한정되어 나타난다. 그러므로 특정 에너지 시스템을 발달시키려면 동일한 에너지 시스템에 의해 공급되는 에너지로 운동을 해야 한다. 또 특정 근육군의 기능을 개선하려고 한다면 동일한 근육군의 수축과 이완을 일으키는 운동을 선택해야 한다. 이를 특이성의 원칙이라고 한다.

예를 들어 호흡 및 순환기계의 기능을 개선해 심폐지구력의 향상을 목표로 한다면 조깅과 같은 유산소성 지속운동을 선택해야 한다. 근육계 또는 근신경계의 기능발달을 목표로 한다면 웨이트 트레이닝과 같은 저항운동이 바람직하다. 유연성을 향상시키기 위해서는 관절부위에 각종 스트레칭을 해야 한다. 특이성을 고려한 운동은 운동참가자의 인체기관과 체력이 전면적으로 발달된 후에 실시하는 것이 효과적이다.

특이성의 원칙에서는 3가지 다른 요소를 고려할 필요가 있다.

첫째, 에너지 시스템의 특이성 specific of training

유산소 에너지 파워를 요구하는 스포츠 종목은 유산소 에너지 파워를 강화시킬 수 있는 운동을 실시하고, 무산소 에너지 파워가 필요한 스포츠는 무산소 에너지 파워를 향상시킬 수 있는 운동을 실시해야 한다.

즉 에어로빅 에너지파워를 목표로 하는 경우에는 유산소적 운동 프로그램을 따라야 한다. 만약 100m 달리기 선수가 중장거리 선수에게 필요한 유산소 에너지파워 강화를 위해 600~1,200m 달리기를 훈련한다면 운동효과를 기대하기 어렵다. 따라서 단거리 선수는 짧은 시간에 효과를 얻을 수 있는 운동에 중점을 두어야 한다. 즉 지구력보다는 민첩성과 순발력을 키우는 운동을 해야 하는 것이다. 따라서 큰 근육을 단련해야 한다. 이는 선택적으로 필요한 운동을 집중화시켜야 한다는 이론이다.

둘째, 트레이닝 형태의 특이성 specificity of mode training

최대 운동의 효과는 운동형태가 기술수행 동안에 이용된 것과 동일할 때 얻어진다. 그 예로 육상경기의 단거리 달리기 선수가 스피드 스케이트 선수의 얼음 위 달리기와 같은 방법으로 달리기를 연습한다면 단거리 달리기 선수의 경기력 향상에 도움이 될 수 없다.

셋째, 근군과 운동수행의 특이성 specificity of muscle groups and movement patterns

근육과 운동패턴은 엄밀한 상호관계에 놓여있다. 모든 운동은 각기 독특한 근육과 활동 특성을 갖고 있으며 이들 근육과 활동은 상호 깊은 관계와 고유성을 지닌다. 따라서 운동 참가자가 필요한 근육을 발달시킬 수 있는 운동을 실시해야 그 효과를 기대할 수 있다. 그 예로 수평점프 horizontal jump로 경기력이 발휘되는 멀리뛰기 선수가 수직점프 vertical jump를 강화시키는 훈련을 한다면 멀리뛰기의 경기력 향상을 기대할 수 없다.

근육 트레이닝으로 골프점수가 향상된다

특이성의 원칙을 적용해 골퍼를 위한 컨디셔닝 프로그램을 구성할 수도 있다. 골프는 하체의 힘, 강한 팔과 어깨, 상체의 유연성을 요구하는 운동이기 때문에 이를 향상시키는 근육 트레이닝을 통해 골프점수를 향상시킬 수 있다.

또한 골프는 장거리를 걸을 수 있는 능력도 중요하므로 1주일에 3일 정도 45~60분의 걷기 운동을 실시한다면 골프점수가 향상될 수 있다. 그리고 골프를 하는 사람들에게 쉽게 일어나는 등의 부상을 방지하기 위해 등 하부근에 유연성과 근력을 기르는 것이 중요하므로 매일 등과 어깨의 유연성 운동을 실시하면 도움이 된다.

7 과부하의 원칙

SAID$^{\text{Specific Adaptaions to Imposed Demands}}$의 원리로도 불리는 과부하의 원칙이란 일정한 부하가 인체에 가해지면 인체는 특수한 적응 또는 반응을 나타낸다는 것이다. SAID원리로 운동효과를 얻으려면 인체가 반응을 일으킬 수 있는 자극이 가해져야 한다는 의미다. 운동능력은 신체의 적응력을 높임으로써 향상되며 신체의 적응력을 높이기 위한 트레이닝의 강도와 양은 자신의 운동능력보다 높은 수준(역치보다 높고 최대 운동 강도 이하의 부하)으로 실시하는 게 원칙이다.

인체는 일상적인 자극강도인 평소 생활이나 운동 시의 자극보다 강한 자극을 받아야 항상성이 깨어지고 이에 대한 적응기전이 일어나 그 효과를 얻을 수 있다. 인체의 특정부위에 자극이 가해지면 근육 내 신경회로 기능과 신경물질의 분비가 증가해 근육의 신경소통성이 향상되어 근육의 운동기능이 발달한다. 근육의 신경소통성이 반응할 수 있는 운동부하가 부과되어야 운동효과를 얻을 수 있기 때문이다.

이를테면 근력을 증강시키기 위해서는 힘을 발휘하는 근에 신경소통성을 일으킬 만한 부하가 부과됐느냐 여부에 좌우된다고 할 수 있다. 국소 지구력의 증강 또한 메커니즘의 지속적인 신경소통 현상 때문에 발생된다. 또한 관절의 운동범위의 증대도 신경기능에 기초를 두고 있다.

이와 같이 트레이닝 스트레스는 신경지배에 따라 신경소통성을 형성하게 됨으로써 신체에 부과된 운동부하는 적응을 일으키기에 충분한 정도의 강도가 요청된다. 또한 신체에 여러 가지 운동 강도나 지속시간 등의 스트레스를 극복하려고 노력하는 과정을 통해 신체는 이들 부하에 특수하게 적응한다. 더욱 높은 강도를 갖는 운동에 대처할 수 있도록 내성이 높아져 가는 것이다.

그러나 너무 지나친 자극은 오히려 심각한 피로를 유발할 수 있다. 또 너무 낮은 자극도 항상성을 자극할 수 없다. 따라서 자극을 촉진할 수 있는 적당한 강도로 운동하는 것이 필요하다.

8 삼위일체의 원칙

운동 + 영양 + 휴식 = 운동효과 최대화

몸을 만드는 데 중요한 3대 요소는 운동, 영양, 휴식이다. 모두 다 동일한 비중으로 어느 것 하나 소홀히 할 수 없다. 운동을 열심히 한다 해도 음식조절을 못하면 몸을 가꾸지 못하고, 충분한 휴식이 없어서 근육이 생기지 않는 경우도 있다.

1. 운동

운동을 하면 기초대사량이 증가한다. 기초대사량은 근육이 많을수록 증가하는데 근육 1kg이 늘면 80kcal가 자연 소모되어 가만히 있어도 15분 정도 걸은 효과를 얻는다. 또한 조금만 배가 고프거나 지방이 줄어들면 바로바로 증상을 보이던 몸이 민감도가 떨어져서 배고픔을 견디기가 쉽고 식욕을 감소시켜준다.

운동을 하면 근육에 더 많은 에너지를 공급하기 위해 심장박동수가 올라가고 혈액이 더 많이 돌아야 하기 때문에 순환이 좋아진다. 또한 당질이 근육에서 사용되기 위해서 혈액에서 근육으로 들어가는 과정을 순조롭게 해주고 렙틴 저항성이 많이 줄어들고 체지방이 감소한다.

무엇보다 운동을 하면 뇌에서 엔도르핀이 나와 몸의 통증을 줄여주며 기분을 좋게 하기 때문에 행복감과 자존감을 향상시켜 우울증을 개선시키기도 한다. 외형적으로 피하지방과 복부지방이 빠짐으로써 아름다워진다. 위와 같은 운동의 장점을 얻기 위해서 꾸준하고 지속적인 운동을 해야 한다.

2. 영양(식이요법)

운동과 영양의 문제에서 기본적인 것은 적절한 영양에 의해 신체의 생리적 기능을 정상으로 유지하는 것이다. 음식 속에 포함된 영양분이 우리 몸에 미치는 영향을 알고 나면 음식에 대한 이해가 높아질 뿐만 아니라 외식할 때 선택해야 할 음식들도 정할 수 있게 된다.

만약 영양이 합리적으로 섭취되지 않으면 트레이닝 효과는 바랄 수 없게 되어 오히려 피로를 불러일으키거나 체력저하를 부른다. 그 때문에 트레이닝 실시 중의 합리적인 영양섭취에 대해 알아두는 것은 중요하다. 사람이나 모든 동물은 생명을 유지하고 건강한 일상생활을 영위하기 위해서 필요한 물질을 섭취해 체성분을 조성하고 에너지를 발생시켜 일상생활을 영위한다. 이것을 영양이라고 한다.

그리고 영양을 얻기 위해 섭취하는 물질을 영양소라고 한다. 영양소는 신체활동 중의 에너지 공급과 운반, 생리적 조절, 체중조절 등의 역할을 한다. 각종 영양소는 그 성분에 따라 각자의 역할이 다르다. 또 체내에 섭취된 후 일어나는 생리작용도 각기 다른 형태를 갖는데 이는 크게 8가지로 정리할 수 있다.

- 신체조절의 유지와 보수
- 세포 내에서 일어나는 수천 종의 복잡한 화학반응의 조절
- 근육수축을 위한 에너지 공급
- 신경자극의 전도
- 내분비선에 의한 분비
- 신체조직의 일부분이 되는 여러 종류의 화합물 합성
- 성장
- 생식

이상의 영양소 역할 중에서 탄수화물이 에너지대사에 직접 관여하고 에너지의 급원이 되며, 2차적으로는 지방과 단백질이 체내 에너지대사에 관여한다. 인간의 체내 조절에는 단백질이 가장 큰 역할을 하

고, 기타 당류, 지질, 무기질 및 수분 등도 관여하게 된다.

하루에 필요한 칼로리는 성, 연령, 체격, 신체활동의 수준 등에 따라 크게 달라진다. 보통 성인의 일상생활에서는 2,000~2,500kcal로 되어 있다. 그러나 운동을 실시하고 있는 기간은 일상생활에 필요한 칼로리 위에 트레이닝에 필요한 칼로리를 부가해 섭취할 필요가 있다.

일반적으로 일반인에게 운동기간 중에 필요한 칼로리는 3,000~3,500kcal로 알려져 있다. 이 칼로리는 개인의 성, 연령, 체격에 부가해 트레이닝의 내용이나 기간 등에 의해서 결정된다. 따라서 운동기간 중에 실시하고 있는 운동의 소비 칼로리에 맞는 칼로리를 섭취하는 것이 중요하다.

트레이닝에 필요한 칼로리를 제대로 섭취하고 있는지 아닌지의 여부에 대해서는 1일에 섭취하는 식사 칼로리를 계산하고 그것과 트레이닝에서 소비하는 칼로리를 비교해야 한다.

이를 간편하게 행할 수 있는 방법으로는 체중체크가 있다. 체중체크는 트레이닝 기간 중 매일 특정하고 일정한 기간에 체중을 측정해서 그래프에 기입하고 체중의 변화경향을 바탕으로 필요한 칼로리의 섭취 여부를 판단하는 방법이다.

3. 휴식

휴식 또한 몸을 가꾸는데 중요한 요소로 회복에 있어 휴식이 차지하는 비중은 매우 크다. 근육은 우리가 휴식하거나 잘 때 성장하기 때문에 정상적인 수면을 취하지 못한다면 근육의 성장도 더디어질 수밖에 없다.

특히 수면부족은 강도 높은 운동 시 생리적 스트레스를 발생시키고 중추신경계에도 좋지 않은 영향을 미친다. 운동을 많이 했을 때 피곤하고 예민해지는 이유는 운동이 원인이 아니라 휴식이 부족하기 때문이다.

일반적으로 운동은 일정수준 이상 강도의 자극을 반복하기 때문에 급성피로가 수반되기 마련이다. 몸을 가꾸기 위해서는 이 급성피로와 회복을 번갈아 반복하는 것이 중요하다. 급성피로가 회복되지 않고 피로가 겹쳐지면 과로라는 상태에 빠지게 되고 건강장애로 이어질 수도 있다. 따라서 자극과 휴식을 번갈아 가며 과로나 만성피로의 예방에 충분한 주의를 쏟아야 한다.

충분한 수면시간은 8시간 이상 지속되는 것이다. 실제로 현대인들로서는 지키기 힘들다. 그러므로 하루 6~7시간의 수면을 권장한다. 6~7시간 정도만 숙면을 취해도 멋진 몸매를 만드는 데는 크게 무리가 없다.

다만 피곤한 상태에서 억지로 운동한다고 해서 몸에 좋은 것은 아니므로 몸의 상태에 따라 운동을 쉴 필요가 있다. 주의할 점은 운동을 쉰다고 해서 음주를 하거나 과식을 해서는 안 된다. 피곤한 만큼 일찍 귀가해 평소보다 많은 잠을 자야 한다.

과도한 업무 때문에 피로가 많다면 몸 상태에 따라 일주일에 3~4회 정도의 운동이 괜찮다. 나머지 날은 휴식을 취하되 폭식이나 과음은 절대 안 된다. 폭식이나 과음은 휴식이 아니라 비만의 요인으로 반드시 멀리해야 한다.

어떤 사람들은 운동을 하루 거르면 근육이 빠지거나 살이 찌는 게 아니냐며 불안해하기도 한다. 근육은 그렇게 쉽게 빠지지 않는다. 근육은 무조건 자극한다고 해서 생기는 것이 아니다. 자극과 휴식을 동반해야 성장하며 휴식이 부족하면 면역력이 약해지기도 한다. 그러므로 몸이 피곤하다거나 근육을 위해 휴식이 필요한 시기라면 충분히 쉬어주고 내일의 운동을 위해 체력을 충전하는 것이 건강한 몸을 만드는 방법이다.

PART 4
효과를 높이는
3대 트레이닝(in 헬스장)

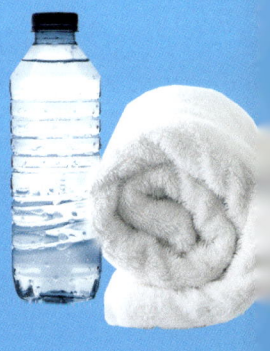

1. 기본 3대 트레이닝
2. 유산소운동 – 체지방 연소 + 혈액순환 + 심폐기능 향상
3. 무산소운동 – 근육 트레이닝 + 스트레칭 + 관절 케어
4. 정리운동 – 근육펌프 움직이기

1 기본 3대 트레이닝

3대 메인 운동은 스쿼트, 데드 리프트, 벤치 프레스이다. 이 3가지를 통해 서서히 근육운동에 재미를 붙이고 어느 정도 몸이 만들어질 때면 다른 운동을 추가해 골라 하는 재미를 만드는 것이 효율적이다.

이 3가지 운동법을 완벽히 수행할 수 있고 원하는 부위에 자극을 확실하게 줄 수 있다면 그 사람의 몸은 90% 완성이라고 해도 과언이 아니다. 이 3가지 운동법은 많은 양의 근육을 사용하기 때문에 몸을 보다 무거운 하중에 노출시킨다. 또 성장호르몬이나 테스토스테론 같은 근육형성 호르몬이 혈류 속으로 방출되는 것을 촉진시키는 효과가 있다.

이 3가지에 턱걸이와 딥스 정도를 마스터 한다면 아마 그때쯤에 주변 몸짱들과 함께 운동과 영양에 대해 대화하며 여유롭게 운동을 하고 있을 것이다.

1. 스쿼트(squat)—하체 운동

스쿼트는 흔히 '피트니스계의 왕'이라고 불릴 만큼 체력과 힘을 키우는데 아주 좋은 운동이다. 특히 처진 엉덩이가 걱정인 경우 엉덩이를 업 시켜주는 효과를 기대할 수 있다. 하체 전체를 관할하기 때문에 다리까지 예쁘게 만들어주니 한마디로 '꿀벅지' 운동이다.

간혹 허리와 무릎에 무리를 주기 때문에 위험한 운동이라고 생각하는 사람들도 있는데 정확한 자세로 운동을 할 경우 스쿼트는 가장 안전하고 효과적인 운동이다.

스쿼트는 허벅지(대퇴부)와 엉덩이(둔근) 근육을 사용하는 하체 운동이라고 알려져 있다. 하지만 정작 해보면 하체는 물론 상체까지도 운동이 되는 느낌을 받는다. 맨손, 덤벨, 바벨 등의 도구에 따라서 다양한 효과를 거둘 수 있다. 덤으로 근육과 뼈, 인대까지도 강화해 준다.

운동하는 사람의 성향, 무릎의 각도와 기구의 위치, 보폭에 따라서 자세가 조금씩 달라진다. 일반적으로는 발을 어깨너비로 벌린 상태에서 앉았다 일어나는 동작을 반복한다.

가장 기초적인 것은 발을 벌리는 자세이다. 대부분은 발을 어깨 폭보다 약간 넓게 벌리고 선다. 발의 넓이에 따라 동작의 범위와 압력이 가해지는 위치가 결정되기 때문에 적당한 넓이로 벌릴 필요가 있다.

또한 발의 위치와 발 벌림 폭에 따라 하체의 어느 부위에 어느 압력이 가해지느냐가 정해지기 때문에 발의 방향이 중요하다. 발의 방향과 폭이 조화를 이루면 허리에 가해지는 압력은 줄어들고 대퇴사두근, 슬와근popliteal mscle, 둔근에 가해지는 하중이 유지된다.

앉았을 때 허벅지와 종아리의 각도는 90도 정도가 적당하며 바벨의 중심부와 발의 중심부를 직선으로 그리는 형태이다. 이때 허리가 구부려지지 않는 것과 몸이 앞으로 과도하게 기울거나 발꿈치가 들린다거나 무릎이 발끝을 넘어가지 않도록 하는 것이 중요하다. 등의 각도를 세워서 연습하면 허벅지 근육발달에 유리하다. 호흡을 내쉰 상태에서 배에 힘을 주면 허리부상의 위험도 적어지고 강한 힘을 낼 수 있다.

특히 무릎이 발가락 선을 기준으로 얼마나 나와야 하는지, 골반과 발에 대해 얼마나 일직선을 이뤄야 하는지가 효율성과 안정성에 큰 영향을 미치므로 신경을 많이 써야 한다. 무릎이 발가락 선을 넘어 앞으로 많이 나올수록 무릎이 받는 전단력도 커진다.

또한 바벨을 들어 올릴 때 무릎이 골반 및 발의 방향과 나란해야 한다. 무릎과 발이 같은 방향이 아니라면 관절과 결합조직에 큰 무리가 가해지기 때문에 의식적으로 자세를 조절해야 할 필요가 있다.

처음 자세를 취할 때는 힘이 달리고 억지로 들어 올리려 하면 무릎이 바깥쪽 또는 안쪽으로 굽혀진다. 특히 무릎이 안쪽으로 모이는 어정쩡한 자세는 체중이 쏠리면서 무릎부상으로 이어질 수 있으니 자세는 일정하게 수평을 이루어야 한다.

스쿼트를 보다 효과적으로 하기 위해서는 유연성을 향상시킬 필요가 있다. 그러므로 스쿼트 자세를 취하기 전에는 반드시 하체 스트레칭을 실시해야 한다. 특히 골반, 무릎, 발목, 허리 주변의 유연성을 향상시키는데 집중해야 한다.

유연성 향상 운동을 꾸준히 하면서 앞으로 기울어지는 각도는 크지 않게 하고 몸을 낮추는 정도를 조금씩 늘린다면 탄탄한 다리를 얻게 될 것이다. 꾸준한 운동으로 취약한 부분이나 불균형한 부분을 바로 잡아가도록 하며 스쿼트는 보통 10~20회씩 3세트 정도 실시하도록 한다.

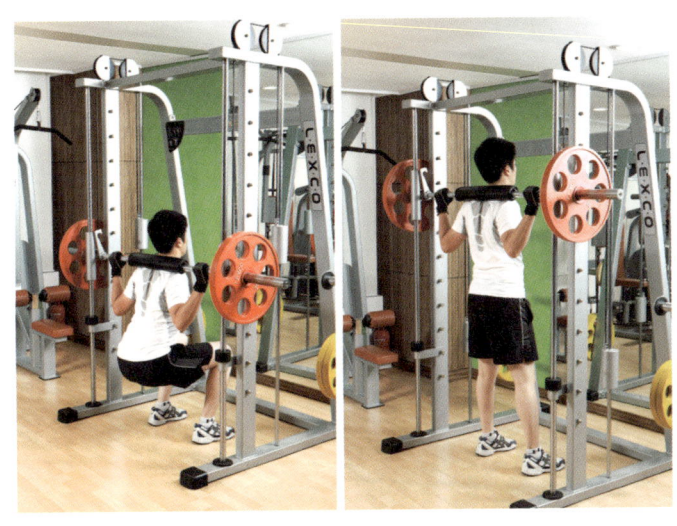

2. 데드 리프트(dead lift)-등 운동

일명 '뒤판 운동'으로 휜 허리를 곧게 펴주고 몸 전체를 S라인으로 만들어 준다. 얼마나 힘들고 대단하면 데드^{dead}가 붙었을까 생각되는 운동이다. 매우 어렵고 힘든 운동이다. 위험하다는 생각을 갖고 있어서 데드 리프트를 하는 사람들이 많지 않다. 잘하면 정말 좋은 운동이지만 힘에 부치는 중량과 잘못된 자세를 취하면 큰 부상을 입을 수도 있다.

또한 디스크와 같은 심각한 허리질환이 있는 사람이 무거운 바벨을 들어 올리는 것은 좋은 방법이 아니다. 그러므로 본인에게 적합한지의 여부를 점검한 후 운동을 할 필요가 있다. 스쿼트와 마찬가지로 데드 리프트 또한 유연성이 중요하므로 운동 전에 충분한 스트레칭과 워밍업을 실시하며 몸에 가해지는 부담을 줄여야 한다.

데드 리프트를 수행하는 동안은 엄청난 땀이 나고 숨이 차기 때문에 유산소운동이라고 생각할 수도 있다. 주된 운동부위는 등과 둔근 및 슬외근과 허리부분으로 어느 부위에 자극을 주느냐에 따라서 전신운동에 가까워지기 때문에 웨이트 트레이닝에 효율적이다.

특히 동작에 따라서 대퇴사두근도 사용할 수 있다. 무릎을 많이 구부리면 허벅지 근육이 함께 자극되고, 팔과 등의 각도가 커지면 등 근육이 자극된다. 발의 넓이가 좁아지거나 무릎의 각이 커질수록 골반의 각도가 좁아질수록 엉덩이와 허벅지 뒤쪽 종아리가 자극된다.

자세를 잡을 때는 다리를 11자로 어깨너비 만큼 벌린 후 바벨 역시 어깨너비 정도로 잡아야 한다. 가슴과 허리를 활짝 펴고 배에는 힘을 주어야 한다. 덩달아 허리에까지 힘을 주지 않도록 한다.

이후 엉덩이를 뒤로 밀어내는 느낌으로 고정된 상체 및 적절한 하체의 움직임을 통해 저항을 견디면서 상체가 지면과 수평이 되는 지점까지 내려간다. 바벨을 들 때는 발의 중심을 뒤쪽으로 옮기면서 허벅지 중간 정도까지 들어 올리면 된다. 보통 10~20회씩 3세트 정도 실시한다. 초보자들의 경우 바벨이 몸 중심의 앞에 놓이면 데드 리프트를 할 때 몸이 앞으로 많이 기울게 된다.

데드 리프트의 경우에는 상체를 많이 사용하기 때문에 몸이 어느 정도 앞으로 기울어지는 것이 좋다. 승모근을 가로질러 바벨을 들어 올리려면 등 근육을 많이 사용해야 한다. 또 무게 때문에 등이 구부러지는 것을 막으려면 등을 활발히 수축하고 허리의 아치를 유지해야 한다.

이를 위해 모든 근육들(광배근, 능형근, 승모근, 후면 삼각근, 척추 기립근 등)이 강하게 수축되고 이는 다리와 등 근육의 발달로 이어진다. 만약 과도한 중량으로 인해 등이 구부러진다면 올바른 자세가 나올 때까지 중량을 줄여야 한다. 과도한 중량은 척추인대에 무리를 주어 디스크에 걸릴 가능성까지도 있기 때문이다.

데드 리프트의 장점은 생활의 지혜가 담겨 있다는 것이다. 쌀을 든다거나 짐을 옮기는 경우 이 운동을 배우면 무거운 무게를 들 때 어떻게 들어야 할지를 몸이 먼저 알아차리기 때문에 평생 허리부상과는 이별해도 된다.

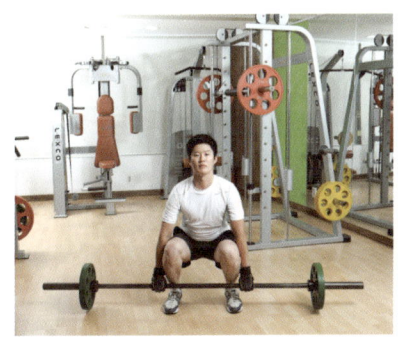 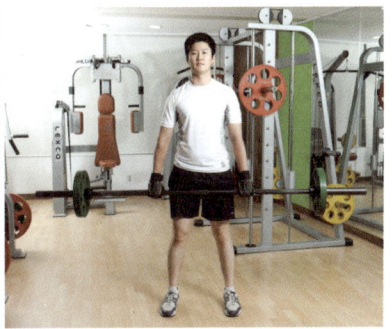

3. 벤치 프레스(bench press) –가슴 운동

일명 '앞판 운동'으로 남자에겐 크고 우람한 가슴을 만들어주고 여자는 처진 가슴을 올려준다. 벤치란 누워서 운동할 수 있도록 만든 기구로 마니아도 많고, 벤치운동 잘하는 것을 마다할 남자도 없다.

벤치 프레스의 가장 큰 목적은 가슴부위를 운동하는 것이다. 하지만 어깨와 팔까지 운동이 되니 몸의 앞판을 위한 최고의 운동이라 할 수 있다. 다만 잘못된 자세로 운동을 하면 어깨부상을 당할 위험이 높다. 벤치 프레스는 하는 방법이 매우 다양하다.

각도, 바를 잡는 폭, 팔꿈치와 몸통의 위치 등을 이용해 다양한 변화를 줄 수 있다. 벤치의 각도나 그립의 폭 같은 것들이 영향을 주는 가슴의 부위가 달라진다. 그러므로 자신의 몸과 가장 잘 맞는 방식을 찾는 것이 중요하다.

인클라인 벤치 프레스Incline bench press는 머리가 위쪽으로 올라오도록 30도 정도의 각도가 있는 벤치를 이용하는 것으로 가슴 상단에 영향을 준다. 디클라인 벤치 프레스Decline bench press는 머리가 아래쪽으로 내려가도록 15도 정도 각도를 아래로 잡은 벤치로 가슴하단에 영향을 준다. 플랫 벤치 프레스Flat bench press는 가슴중앙쪽을 훈련시킨다.

벤치에 누울 때 바는 얼굴 위에 위치시키고 잡는다는 느낌보다는 손바닥 위에 살짝 올려놓는 기분으로 손목이 꺾이지 않도록 감싸 쥐면 된다. 보통 팔을 어깨 넓이보다 약간 더 넓게 벌려 바를 잡고 가슴의 중앙선을 가로지르는 모습으로 가슴부위 중에서도 전방 삼각근과 삼두근에 하중에 많이 실린다.

바를 내릴 때는 숨을 들이쉬면서 천천히 내리는 것이 중요하며 반대로 올릴 때는 숨을 내쉬면서 빠르게 올려야 한다. 몸통에 대한 팔꿈치의 위치는 가해지는 압력과 밀접한 관계가 있다. 바를 들어 올릴 때 팔을 다 펴면 팔꿈치 관절에 무리가 올 수 있으므로 끝까지 들었을 때 살짝 굽히는 것이 좋다. 중량을 들어 올릴 때는 팔보다는 가슴으로 밀어 올린다는 느낌으로 해야 한다. 내릴 때는 팔꿈치가 가슴선상에 위치해야 힘이 실린다는 느낌을 받을 수 있다. 골반을 벤치에 계속 붙여두면 등이 과도하게 구부러지는 것을 막을 수 있고 발바닥은 바닥에 모두 닿도록 한다. 허리는 살짝 들어 작은 아치 형태로 유지한다.

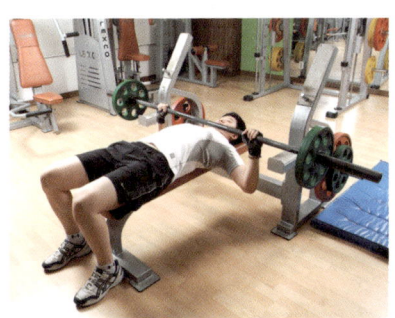 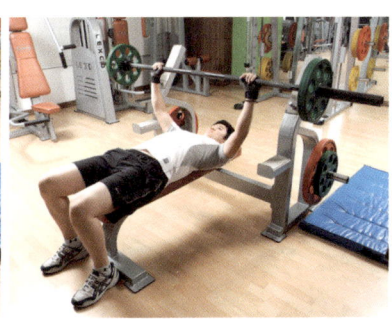

2 유산소운동 – 체지방 연소＋혈액순환＋심폐기능 향상

유산소운동은 몸의 근육이 산소를 소비해 체지방을 태우는 운동으로 2장에서 언급했듯이 달리기, 자전거, 수영, 줄넘기, 계단 오르기, 스테퍼 등 다양한 운동들이 존재한다. 간혹 유산소운동이 너무 많은 에너지를 소모시키기 때문에 근육 만들기에 방해가 되므로 유산소운동은 필요 없다고 말하는 전문가들이 있다.

유산소운동을 너무 많이 하면 근육 만들기에는 문제가 발생한다. 하지만 우람한 근육의 보디빌더들도 체지방을 줄이고 더 멋진 근육질 몸매를 완성하기 위해 유산소운동을 게을리하지 않는다.

왜냐하면 근력운동 전 실시하는 유산소운동은 급작스러운 움직임으로 몸에 무리가 생기지 않도록 체온을 서서히 올려주는 효과를 갖기 때문이다. 또한 유산소운동은 체지방을 소비해 없애므로 자연스럽게 근육량이 늘어남으로 근력운동 효과도 더 높일 수 있다.

또한 심폐기능을 높이고 스트레스 해소, 근력증가와 노화방지, 불면증 해소, 말초의 혈액순환을 도와 혈액순환 개선, 소화력 증대와 체내 노폐물 배출, 면역기능 강화에도 탁월한 효과를 갖고 있다.

몸에 저항이 생겨 적응해 버리려는 인체의 항상성 때문에 유산소운동을 오랜 시간 하는 것보다 속도와 운동방법에 다양한 변화를 주면서 하는 것이 효과적이다. 운동생리학자 윌리엄 에반스 박사의 연구에 따르면 유산소운동을 2시간 실시할 경우 근육성장에 중요한 아미노산인 류신이 90% 고갈된다고 한다. 이처럼 근육에도 손실이 오기 때문에 무작정 장시간의 유산소운동은 바람직하지만은 않다.

유산소운동을 하루에 3시간씩이나 했는데 살이 안 빠진다고 말하는 사람들은 이와 같은 경우에 해당된다. 몸을 너무 혹사시키면 몸이 스트레스를 받기 때문에 절대 살이 빠지지 않기 때문이다. 따라서 체중감량이 목적이라면 하루 1시간 내외가 적절하다. 살을 뺄 목적이 아니라면 근력운동을 실시하기 전 20~30분 정도만으로도 충분하다.

1. 유산소운동은 '워밍업-스트레칭-본 운동-쿨 다운' 순서로

먼저 자신이 하려는 운동을 위해 천천히 심박수를 증가시키고 근육을 따뜻하게 준비시키는 워밍업을 시작한다. 워밍업을 하고 난 후 부상을 방지하고 효율적인 운동을 하기 위해 스트레칭을 하도록 한다. 그 후 본 운동을 시작한다. 운동 강도는 자기 최대 운동 강도의 60~80% 정도로 10분 운동 후 자기 심박수를 10초 동안 재서 (220-나이)×0.1 정도가 되면 적당하다. 기준은 최대치를 100%로 봤을 때이다.

본 운동이 끝나고 나면 운동 후 천천히 계속 움직여 심박수를 낮추고 혈액이 몸 전체에 배분되도록 5~10분 동안 쿨 다운을 하도록 한다.

유산소운동을 하는 과정에서 '빠르게-느리게-힘들게-약하게' 변화를 줄 필요가 있다. 체중감량을 목적으로 한 경우 운동을 고강도로 단시간에 하는 것보다 중간이나 낮은 강도로 장시간 하는 것이 효과적이다. 따라서 운동시간을 효과적으로 길게 유지하기 위해서는 세트와 휴식을 반복하는 것이 중요하다.

헬스장에서 쉽게 할 수 있는 유산소운동으로는 러닝머신이 있다. 러닝머신에서 보통 속도의 걷기와 약간 숨이 찰 정도의 빠른 속도의 걷기, 빠르다고 느껴지는 달리기를 번갈아 반복하면 훌륭한 유산소운동이 된다.

처음 5~10분 정도는 편안하게 걷다가 몸이 더워지기 시작하면 경보의 빠르기를 조절하면 된다. 시간당 약 6.5km의 속도로 걷는 것이 지방연소에 가장 효과적이다. 배에 약간 힘을 주고 당기는 자세로 걸어야 몸에 무리가 없고 요통도 예방할 수 있다. 등은 곧게 펴고 턱을 약간 잡아당기는 것이 좋다.

눈은 전방 5~10m 앞을 내다보고 걸으며 팔은 가볍게 주먹을 쥐고 리듬을 타면서 경쾌하게 흔들어 준다. 팔을 확실하게 흔들면 걷는 속도도 한결 빨라지게 된다. 걸을 때는 발뒤꿈치, 발의 중심, 앞 발꿈치 순서로 닿아야 하며 관절을 쭉쭉 펴면서 땅을 박차고 나가는 자세로 걷도록 한다. 체중 70kg을 기준으로 고강도 걷기와 낮은 강도의 걷기는 각각 477.8kcal, 183.8kcal를, 고강도 달리기와 낮은 강도의 달리기는 각각 1,323kcal, 514.6kcal를 소모한다.

러닝머신을 시작하기 전에 간단한 스트레칭을 반드시 해주어야 한다. 갑자기 오랜 시간을 걷게 되면 근육이나 관절에 무리가 오기 쉽기 때문에 목, 팔, 다리 등을 쭉쭉 펴면서 호흡을 가다듬어야 한다. 러닝머신을 다 하고 난 후에는 근육의 긴장을 풀어 줄 필요가 있으므로 가벼운 맨손체조, 제자리 걷기, 상체 비틀기를 하는 것이 좋다.

또한 헬스장에서 할 수 있는 유산소운동으로 줄넘기가 있다. 이는 걷기보다 단시간에 가장 큰 효과를 볼 수 있다. 줄넘기는 전신운동으로 평소에 사용하지 않던 허리, 어깨, 팔, 발목, 손목을 많이 이용하므로 운동을 시작하기 전에 반드시 스트레칭을 해야 한다.

무릎에 무리가 되지 않는다면 쉬지 않고 50회를 실시해 1세트를 완성한 후 20초간 휴식을 갖고 다시 50회를 실시하는 패턴으로 총 20세트를 실시하도록 한다. 처음에는 총 20세트(약 1,000회)를 하고 매일

1세트(50회) 또는 2세트(100회)씩 추가해 마지막 주에는 1,800~2,000개까지 실시하는 것이 바람직하다.

줄넘기는 20분의 운동으로 150kcal나 소모시킬 수 있긴 하지만 지방감량의 측면에선 비효율적이다. 운동부족인 사람에게는 20분의 줄넘기는 매우 힘들다. 따라서 만약 체중이 많이 나가고 평소에 운동을 하지 않던 사람이라면 줄넘기 같은 운동이 무릎에 무리를 줄 수 있으므로 일주일 정도 가벼운 근육운동으로 무릎주위 근육의 적응력을 키운 후 시작하는 것이 안전하다.

또한 고정된 자전거(사이클)를 이용해 유산소운동을 할 수 있다. 자전거 타기는 남녀노소 부담 없이 할 수 있으며 관절이 약한 사람들이 쉽게 할 수 있는 운동으로 조깅보다 칼로리 소모가 더 높다. 하체가 약하거나 골다공증 환자, 여성 및 노약자, 체중이 많이 나가는 사람에게 좋은 운동으로 근력도 키워줄 수 있다.

자전거 타기는 심폐기능을 높여주고 유연성도 길러주며 혈액순환 또한 촉진시킨다. 특히 헬스장에 있는 사이클은 시간, 운동거리, 칼로리 소비량 등이 표시되기 때문에 운동 강도를 조절하기 좋다. 다이어트를 목적으로 할 경우 운동 강도를 최대 심박수의 60~70%에 해당하는 정도로 속력을 맞춰야 하며 최대심박수의 60~70%는 운동의 주 에너지로 지방이 사용되는 강도다.

속도는 운동이 끝난 후 약간 피곤함을 느낄 정도가 적당하다. 2~3분 정도는 천천히 페달을 돌리는 정도로 타다가 속력을 높이도록 한다. 운동효과를 높이려면 중간에 쉬지 말고 느린 속도라도 꾸준히 몸의 컨디션을 유지하면서 하는 것이 가장 효과적이다.

자전거 타기 15분과 러닝머신 15분씩 운동을 하는 것도 좋은 방법이다. 고강도의 사이클링은 체중 70kg기준으로 시간당 882kcal를 소모하며 낮은 강도 사이클링의 경우는 220kcal를 소모한다.

땀을 안 흘리는 체질이라면 땀복을 입는 것도 좋은 방법이다. 땀을 많이 흘리면 체내 노폐물 배출에도 도움이 되기 때문에 운동 후 몸이 훨씬 가벼워진다. 하지만 땀복을 입고 시작해 운동 중 땀이 나면 땀복을 바로 벗어야 한다. 운동에는 효과적이지만 땀에 젖은 땀복은 피부에는 좋지 않기 때문이다.

다만 무리하게 유산소운동을 하면 점차 나이가 들면서 관절과 결체조직에 부상을 줄 수 있으므로 과도한 유산소운동은 금해야 한다. 1시간 이상 땀을 흘리며 지칠 때까지 유산소운동을 하는 것은 바람직하지 못하다.

2. 숨이 차지 않는 페이스로 시작한다

운동에 익숙지 않거나 체력이 저하되어 있는 경우는 신체부담 정도에 따라 처음부터 오랜 시간 지속하지 말고 5분정도 운동 후 휴식하고 4~6회 반복하는 방법을 사용하는 것이 바람직하다.

특히 고도비만에 평소 운동을 거의 안 한 남성이라면 러닝머신에서 5분만 빨리 걸어도 현기증을 느끼고 호흡도 가빠할 수 있으므로 서서히 유산소운동의 시간을 늘려가는 것이 바람직하다. 적응이 된 후에 시속 5km로 천천히 걷기와 시속 8km로 뛰기를 5분씩 교대로 반복해 운동하면 장시간의 유산소운동을 할 수 있게 된다.

대부분의 헬스클럽에서 보통의 사람들도 흔히 '유산소운동으로 지방을 연소하려면 20분 넘게 운동을 해야 한다'고 알고 있다. 하지만 운동을 20분 이상해야 체지방이 '분해'되기 시작한다는 것은 사실이 아니다.

지방은 체지방뿐만 아니라 근육 속에도 존재하며 혈액 속에도 존재한다. 지방은 에너지원의 일종으로 지방산이나 글리세롤은 운동여부에 상관없이 늘 연소되고 있기 때문이다. 체지방을 줄이기 위해 유산소운동을 한다. 하지만 유산소운동을 시작하자마자 체지방이 연소되는 것은 아니다. 처음 운동을 시작할 때 필요한 에너지는 탄수화물이 공급하게 되고 일정시간이 지나고 난 후부터 근육 세포속의 지방부터 에너지원으로 사용된다.

나중에 혈액 속의 지방이 사용되며 체지방이 지방산과 글리세롤로 분해되어 에너지원의 형태로 혈액에 공급된다. 즉 이 과정을 거쳐야만 체지방이 분해되는 것이다. 그때까지 약 15~20분이 걸리게 되고 모든 지방이 운동을 위한 에너지원이 된다.

하지만 15~20분 미만으로 운동을 했다 하더라도 지방은 에너지원으로 쓰이게 된다. 다만 체지방이 아닌 근육 속의 지방이다. 사용한 지방을 보충하기 위해 체지방을 사용하는 형태를 띤다. 즉 운동을 5분만 했다고 효과가 없는 것은 절대 아니며 결과적으로 체지방의 감소를 가져올 수 있다.

그러므로 일상생활에서 조금이라도 운동하려고 노력하면서 꾸준히 유산소운동을 해야 할 필요가 있다. 참고로 만약 과도한 유산소운동으로 인해 무릎이나 발목 등의 관절부위에 통증이 느껴지거나 열이 나면 얼음주머니나 수건 등으로 열이 나는 관절부위를 식혀주어야 관절부위 상해를 예방할 수 있다.

3. 일주일에 최소 두 번 이상 운동을 한다

걷기의 경우 처음에는 2km 정도를 빨리 걷기와 천천히 걷기를 반복하면서 주5일 정도 운동하는 것이 좋다. 조깅은 1주일에 3~5일, 하루 15~30분씩 운동하도록 하며 조깅의 총거리는 24km 이상인 경우 발목과 무릎, 허리 등에 상해가 발생하므로 16~24km 정도가 바람직하다.

달리기 또한 근육과 연골이 손상을 입지 않기 위해서는 1주일에 24km 이내로 운동하는 것이 바람직하다. 러닝머신의 경우 보통 시속 4~6km정도로 하루 25~45분 정도의 운동량이 필요하다.

특히 러닝머신은 운동할 때 심박수, 운동시간, 강도에 따른 소비열량을 정확하게 알 수 있으므로 효율적인 운동을 도모할 수 있다. 사이클(고정식 자전거)은 일주일에 3~5일 하루 25~45분 정도가 적당하다. 적어도 15분 이상은 지속해야 한다. 수영의 경우 초보자는 25분, 중급자는 35분, 상급자의 경우는 45분 운동을 하는 것이 바람직하다.

줄넘기의 경우는 1주일에 3~5회 실시하는데 흥미를 돋우기 위해 외발뛰기, 팔 동작 변형, 벌려 뛰기, 두발 교대로 뛰기 등을 실시하는 것이 좋다.

4. 준비운동 및 정리운동

유산소운동 시작 전의 준비운동과 정리운동은 심장혈관 운동과 대퇴 및 하퇴 근육의 신전과 둔부, 몸통 등을 신전시켜준다. 운동은 서서히 실시하고 반동을 주지 않고 근육에 무리가 가지 않도록 해야 한다. 적어도 10초 동안 스트레칭을 실시하며 1~3회 정도 반복하도록 한다.

정리운동은 운동을 마친 뒤 다시 가볍게 제자리 걷기를 하거나 준비운동을 할 때 했던 스트레칭 체조를 반복해서 경직된 근육을 풀어준다. 목욕이나 사우나는 반드시 체온이 정상으로 돌아온 후에 해야 한다.

- **장딴지 근육군의 스트레칭**

벽에서 2~3보 떨어진 위치에서 벽에 기댄다. 발끝은 약간 안쪽으로 한 다음 발끝을 지면에 붙이고 무릎을 편 상태로 둔부(엉덩이)를 치켜 올린다. 팔을 구부리고 머리가 벽에 닿도록 한 다음 계속 그 상태를 유지한다.

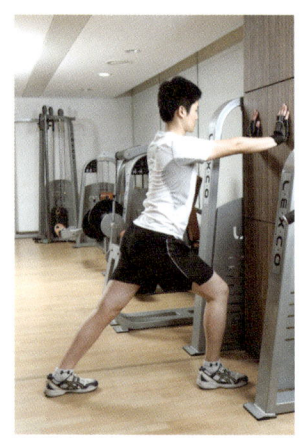

• 대퇴근육군의 스트레칭

마루에 앉아 양 다리를 2~3족장 떨어지게 펼친 다음 고관절(엉덩 관절)을 굽히고 양손을 앞으로 펴서 다리와 발목 등을 잡도록 한다. 무릎은 곧게 편 상태를 유지하면서 팔을 머리가 무릎에 닿도록 끌어 당긴 다음 자세를 유지한다.

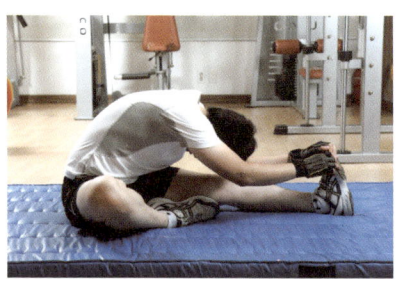

• 둔부와 등 근육군의 스트레칭

등을 대고 누운 후에 한쪽 다리를 굽혀서 잡은 다음 가슴까지 끌어당긴다. 다른 편 다리는 곧게 편 상태로 바닥에 붙인다. 머리와 어깨는 앞쪽 위로 올린 다음 계속 자세를 유지한다. 다른 쪽 다리도 반복해서 실시한다.

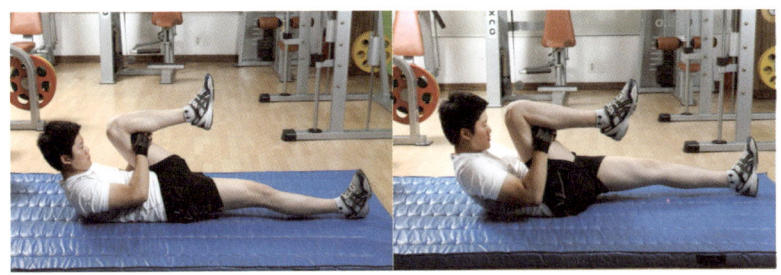

- **옆구리 근육군의 스트레칭**

어깨 넓이로 다리를 벌린 상태에서 한쪽으로 기울인다. 기울인 편으로 한 팔은 내리고 다른 편 팔은 올리도록 한다. 아래로 기울이는 동안 신체 무게가 근육을 늘리도록 해 자세를 유지시킨다. 반대쪽도 반복한다.

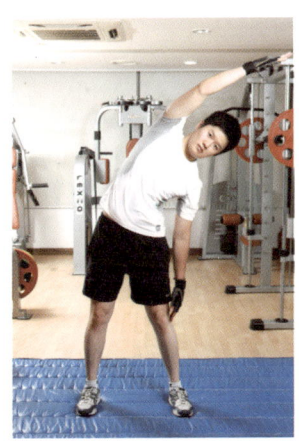

- **심장혈관계의 웜업**

격렬한 운동을 하기 전에 2분 동안 천천히 걷거나 조깅을 한다. 운동 후에도 똑같이 반복한다.

3 무산소운동 – 근육 트레이닝+스트레칭+관절 케어

1. 적절한 무게와 횟수를 안다

앞서 말했듯이 똑같은 운동이라도 어떤 사람에겐 운동 강도가 너무 낮아서 효과가 없고 어떤 사람은 너무 강해서 힘들어 한다. 왜냐하면 개인의 나이, 성격, 체력, 체격, 힘의 크기, 체내 에너지 보유 능력, 건강상태 등에 의해 차이가 많이 나기 때문이다.

그러므로 개인별 맞춤운동이 필수적이다. 근육운동에 앞서 체력테스트를 반드시 한 후에 전문가의 도움을 받아서 신체조건이나 체력수준을 고려해 자신에게 맞는 운동프로그램을 짜야 한다.

트레이닝에서는 강도와 양이 트레이닝의 효과를 결정하게 된다. 신체 내 근육들은 계속해 반복하는 운동방법에 빠르게 적응하는 성질이 있기 때문에 근육이 같은 운동방법에 적응해 버리면 더 이상 근육 향상의 변화를 기대하기 어렵다. 운동 강도(중량), 반복횟수, 운동시간 및 근육에 자극 주는 각도 등에 변화를 준다면 근육은 발달과 증대를 계속할 수 있다.

근육을 굵고 강하게 만들려면 부하를 가해야 한다. 일반적인 근육

트레이닝을 할 때는 겨우 한번 들 수 있는 무게의 65%에 상당하는 힘인 65%1RM(1RM-자신의 최대근력) 정도의 부하가 필요하다. '강도'는 얼마나 무거운 중량으로 운동을 하느냐에 따라서 달라진다. 무거운 중량을 선택해 근육운동을 하면 근력과 근육의 양과 크기를 늘릴 수 있다.

일반적으로 무거운 중량을 들수록 속근(速筋)을 많이 사용하게 되고 반복은 덜하게 되는데 반복을 적게 하면서 운동효과를 얻기 위해서는 세트수가 많아져야 한다. 무거운 중량은 근력을 향상시켜 근육이 순간적으로 사용할 수 있는 힘을 키우는 것을 목표로 한다.

가벼운 중량을 선택해 근육운동을 하면 중간형 근섬유와 지근이 자극되어 근지구력을 향상시킬 수 있다. 힘줄, 인대, 관절에 충격이 적어 부상의 위험이 줄어든다. 가벼운 중량은 자신의 최대 근력의 3분의 1부하로 1세트 반복 시 15~20회 정도를 실시하도록 하며 빠르게 반복운동을 하는 것이 중요하다.

가벼운 중량은 근육이 오래 견딜 수 있는 힘을 키우는 것을 목표로 한다. 가벼운 중량으로 운동 시 근육운동을 그만뒀을 때 무거운 중량으로 만들어진 근육보다 조금 더 오래 근육이 보존된다. 그러므로 자신의 능력에 맞는 운동방법과 종류, 프로그램을 제대로 인식해 지속적이며 규칙적으로 근육운동을 해야 한다.

처음에는 자신의 근력과 유연성 등 신체의 한계를 잘 모르기 때문에 웨이트 트레이닝을 시작할 때 기구의 중량선택이 쉽지 않다. 처음부터 많은 무게를 들어 올릴 필요는 없으며 증가율은 매주 4~5% 정도면 충분하다.

대부분의 사람들은 자신의 근력을 과소평가해 실제 가능한 만큼 하고 있지 않다. 자신을 과소평가하지 말고 자세가 흐트러져 부상의 위험이 생기지 않는 한도에서 무거운 무게를 들어 올려야 한다.

먼저 자세와 감각을 몸에 익히고 난 후, 자신에게 맞는 중량을 찾아야 한다. 처음부터 중량을 올리지 말고 근육이 완전히 적응할 때까지 점진적으로 가벼운 중량에서 시작해 점차 무거운 중량으로 운동해야 한다. 처음 시작부터 무리하게 중량을 올려 신체근육을 자극하면 근육과 관절에 통증과 부상을 가져올 수 있기 때문이다.

만약 15회를 2세트 반복하고 난 후 세 번째 세트에서 15회 이상을 충분히 들 수 있다면 자신에게 가벼운 것으로 이 경우에는 다음번 운동할 때 중량을 조금 늘린다. 만약 13회 3세트를 정확한 자세로 못하면 무게를 낮추면 된다. 이와 같은 방법을 반복하다 보면 자신에게 맞는 중량과 능력치를 찾게 된다.

'양'과 관련해 가장 기본단위는 횟수이고, 가장 큰 단위는 세트$_{set}$이다. 세트 만들기의 목적은 신체 한 부위의 근육을 1세트에 그치지 않고 4~5세트 정도 운동할 수 있도록 프로그램을 짜서 근육을 자극시켜 최대한 커지게 하는 것이다. 일정한 반복동작의 횟수가 채워졌을 때를 1세트라고 한다. 근육운동을 할 때는 보통 4~5세트 정도를 동작한다.

근력향상을 위한 근육운동을 할 때는 80%1RM에서는 1세트에 반복횟수를 8회 내지 10회로 하고 근지구력 향상을 위한 운동을 한다면 65%1RM에서 15~20회까지 반복운동을 한다. 세트와 세트 사이에 휴식을 취해야 한다. 어떤 운동을 하는가, 신체 어느 부위의 근육을 운동하는가, 근육운동을 하는 목적이 무엇인가에 따라 세트 사이의 휴식시간이 짧아지기도 하고 길어지기도 한다.

2. 속근과 지근 모두 단련한다

근섬유에는 크게 지근과 속근이 있다. 지근은 천천히 수축하면서 지구력을 만들어낸다. 지근은 주요 에너지원으로 지방을 사용한다. 반면 속근은 빠르게 수축하여 순발력에 도움을 주고, 탄수화물을 주요 에너지원으로 사용한다. 인체의 여러 근육은 부위에 따라 지근섬유와 속근섬유의 구성비가 다르다.

종아리의 자세유지 근육인 오금근은 대부분 지근섬유로 구성되어 있으며 눈을 깜박거리는 운동을 담당하는 섬모체근(모양체근)은 대부분 속근섬유이다. 또한 수축 속도가 중간 정도인 근섬유가 있다. 이는 속근이나 지근처럼 운동을 통해 만들 수 있다. 지구력 운동을 하면 지근에 가깝게 변하고 강도 높은 근력운동을 하면 속근과 비슷하게 변한다.

속근은 발전소와 같아서 순발력이 뛰어나 힘을 빨리 일으키는 반면 사그라지는 속도 역시 빠르다. 보통의 근육 트레이닝에서는 속근을 단련하게 되는데 속근은 쉽게 굵어지기 때문이다. 속근의 양을 늘리려면 자신의 최대근력(1RM)을 알아야 한다. 가장 효과적인 부하는 약 80%1RM이다. 80%1RM이란 본인이 한 번에 들 수 있는 무게의 80%를 의미한다. 80%1RM을 약 8회 반복하는 것을 1세트를 기준으로 3회 이상 실시하면 근육의 양이 늘어난다.

다만 처음 운동을 하는 사람이라면 80%1RM을 행하기는 힘이 들기 때문에 65%1RM으로 15~20회 3세트를 하는 것이 좋다. 헬스장에서는 1RM을 정확하게 측정할 수 있다. 불가능하다면 80%1RM은 8~10회를 힘들게 반복할 수 있는 정도의 부하, 65%1RM은 15~20회를 힘들게 반복할 수 있는 정도의 부하라고 생각하면 된다. 중요한 것은 적어도 3세트씩 3개월간 지속해야만 효과를 얻을 수 있다는 것이다.

지구력에 도움을 주는 지근의 양은 가벼운 부하로 여러 번 반복하면 늘릴 수 있는데 참고로 개인차가 크다. 40~50%1RM 정도의 부하로 계속 반복하는 것이 지근의 양을 늘리는데 적합하다. 무엇보다 중요한 것은 '반복'이다. 가벼운 부하라도 더 이상 할 수 없을 때까지 반복한다면 효과를 얻을 수 있다.

하지만 중요한 사실은 운동의 종류에 상관없이 모든 근섬유들은 독자적으로 활동하는 것이 아니다. 지구력 운동을 할 때 속근이 전혀 활동하지 않는 것이 아니라 비교적 활동을 덜할 뿐이며 우리의 몸은 그때그때 필요한 에너지에 따라 특정 유형의 근섬유를 선택하는 것이 아니다. 게다가 속근이나 지근 한 종류만을 지니고 있는 사람은 아무도 없다. 단지 근섬유의 구성성분이 사람마다 다르고 근육마다 다를

뿐이다.

특히 속근은 비율을 높이기가 어려운데 근력강화 운동프로그램, 트레이닝을 통해 높일 수 있다. 이를 위한 근력강화 운동프로그램은 중추신경계에 상당한 부담을 준다. 속근섬유는 회복에 지근보다 많은 시간이 필요하기 때문에 충분한 회복이 필요하다.

하지만 무조건 많이 쉴수록 좋은 것이 아니라 성장을 충분히 자극할 수 있을 만큼의 운동과 실제 성장으로 이어지도록 하는 충분한 휴식 간의 균형을 찾아야 한다. 또한 속근과 지근 모두 빠른 효과를 노리고 과도한 부하를 주는 일은 삼가야 한다.

숨을 멈추지 않으면 올리거나 내리지 못할 정도의 고강도 트레이닝은 삼가야 한다. 속근이나 지근 모두 적정부하로 단련해야 근육자체의 손상을 방지하고 활성산소의 증가도 막을 수 있기 때문이다.

3. 워밍업을 잊지 않는다

워밍업은 근육통과 상해를 방지하기 위해 골격근을 천천히 부드럽게 이완시킨다. 운동을 할 수 있도록 심장근을 준비시키는 것이므로 반드시 운동 전에 해야 한다. 워밍업은 조직으로 들어가는 혈액량의 증가와 근육의 탄력성을 증가시켜 관절과 근육의 기능을 조화롭게 하기 때문에 아주 중요하다.

천천히 심박수를 증가시키고 근육을 따뜻하게 준비시키기 때문에 이 과정 없이 바로 본 운동으로 들어가면 쉽게 피곤해지고 인대파열이나 근육파열 등 사고의 위험이 커진다. 워밍업은 하고자 하는 운동에 따라 그 동작을 다르게 해야 한다.

골격근에 대한 워밍업은 이후에 이루어질 운동과 연관된 주요 근육에 대한 정적 스트레칭을 포함시켜야만 한다. 본 운동에 앞서 실시하는 워밍업은 근육상해에 대한 가능성은 감소시켜 주지만, 준비운동 그 자체가 유연성 증대를 위한 정규운동 프로그램을 대체시켜 주는 것은 아니다.

격렬한 운동에 심장근이 적응할 수 있도록 준비시키기 위해 실시되는 준비운동은 약 2분 정도의 걷기, 조깅 혹은 가벼운 운동 등을 포함시켜야 한다. 준비운동을 충분히 해야 심전도 이상과 같은 증상을 경험하지 않는다. 러닝머신, 사이클링과 같은 유산소운동 전에도 준비운동이 중요하다.

워밍업 후 몸의 유연성을 증가시키기 위해 보통 스트레칭을 실시한다. 스트레칭은 심장혈관 운동과 대퇴 및 하퇴 근육의 신전과 둔부, 몸통 등을 신전시켜준다. 스트레칭 시에는 너무 빨라서도 안 되고 너무 늦게 진행되어서도 안 된다. 몸의 움직임을 세심하게 관찰하면서 느낌을 느낄 때까지 곧게 펴는데 부분적으로 큰 동작은 3회를 넘지 않는 것이 좋다.

맨손체조, 혹은 사이클이나 트레드밀을 이용해 5~10분간 가볍게 워밍업을 한 후 운동 전 스트레칭을 실시하도록 한다. 머리에서 시작해 하체로 내려가고, 호흡은 시작 전에 들이마시고 동작을 하면서 내쉬는 것이 바람직하다.

천천히 일정하게 호흡을 하며 공기를 들이 마신 상태로 동작을 취하면 안 된다. 모든 동작은 10~20초 정도 유지한다. 스트레칭 시에는 몸을 조금씩 천천히 늘리며 이완시키도록 한다.

다리, 무릎관절, 발목 풀기

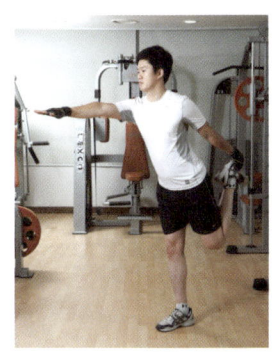
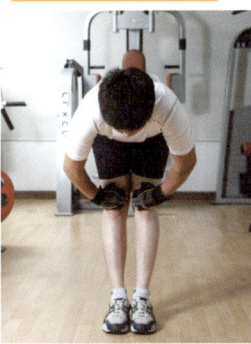
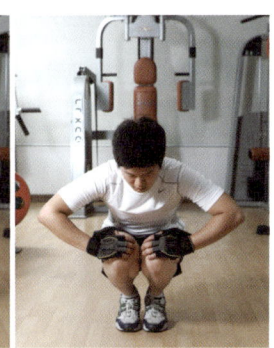
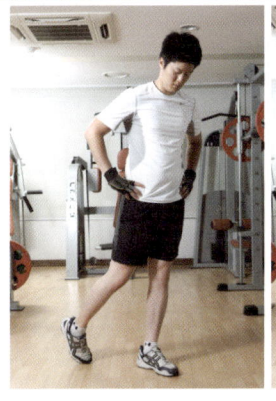
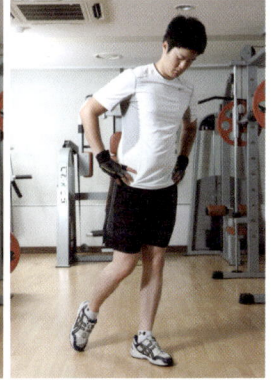

4. 세트 사이의 간격을 짧게 하여 2세트씩 한다

웨이트 트레이닝은 무산소운동으로 운동시작 후 60초 이내에 끝나는 운동이다. 무산소운동은 1회 동작을 60초 이내에 하기 때문에 근육수축에 의한 체내 에너지 소모가 크다. 따라서 끊임없이 중량운동을 할 수가 없으므로 운동종목 간 휴식을 통해 근육수축 에너지를 재충전하면서 운동해야 근육강화 효과를 최대로 얻을 수 있다. 만약 세트 사이에 휴식을 충분히 하지 않으면 신체는 다음 훈련 프로그램의 강도를 떨어뜨려 운동효과가 감소한다.

웨이트 트레이닝을 할 때 세트와 세트 사이의 휴식기는 보통 30초~1분 정도가 적당하다. 10초간은 스트레칭을 하거나 운동부위를 이미지 트레이닝하거나 수분섭취를 하는 것도 좋은 방법이다.

최상의 결과를 내려면 운동이 끝날 때까지 꾸준히 속도를 유지하며 운동하는 것이 중요하다. 보통은 세트 사이에 1분 이내의 휴식을 두는 것을 세계적인 표준으로 하고 있다. 근육운동을 시작한 후 근육 굵기나 크기를 향상시키려면 세트 사이 휴식시간을 60~90초로 하고, 운동하는 강도가 높을 때는 90~120초 정도로 한다.

스쿼트, 데드 리프트, 벤치 프레스, 딥스, 풀업 같은 운동은 여러 관절을 이용하기 때문에 1분 정도 휴식을 취하는 것이 좋다. 덤벨 컬, 덤벨 플라이, 레그 익스텐션 같이 한 관절만을 사용하는 운동은 세트와 세트 사이 30초~1분 정도면 충분하다. 스쿼트, 데드 리프트, 벤치 프레스를 할 때 중량을 올릴 때는 최고 중량운동 중 세트와 세트 사이에 4~5분 쉬어주면 기록향상에 도움이 된다.

특정부위의 운동을 마친 다음 다른 부위의 운동을 하기 전에 일정한 시간 동안 부위별 휴식을 3~5분 정도 하는 것이 바람직하다. 부위별 휴식 중에는 가만히 앉아 있는 것보다는 해당 운동부위에 맞는 가벼운 스트레칭을 해주는 것이 좋다. 근육이 유연해지고 호흡을 유지할 수 있으며 빠른 회복을 도모하기 때문이다.

5. 주2회 속도로 단련한다

근육 트레이닝은 주2회로 운동하는 것이 바람직하다. 주2회의 운동은 근력을 향상시킨다. 필요한 최소치로 횟수가 많아짐에 따라 피로도 적고 효과도 크게 된다. 운동초기 단계가 지나면 1주일에 2일은 근력을 유지시키고 향상시키지는 않지만, 주당 2일 이하의 운동은 근육을 무기력하게 한다.

10~18주간 운동을 주2회 실시한 그룹은 14~21% 정도 근력이 증가하고, 주3회 실시한 그룹은 21~28% 근력 증가가 있었다는 보고가 있다. 무엇보다 운동은 그 효과를 유지하는 것이 중요하므로 꾸준히 주2회의 운동을 해야 한다.

또한 과다한 운동은 오히려 과로와 상해를 야기하므로 피해야 한다. 많아도 주3회까지 근육 트레이닝이 적합하다. 더 자주 한다고 해도 효과 면에서 크게 달라지지 않을 뿐만 아니라 피로와 부상을 가져올 수도 있기 때문이다.

과다한 운동은 조직에 손상을 주게 되고, 지나친 강도와 빈도로 하는 트레이닝으로 인한 손상은 쉽게 회복되지도 않는다. 근육 트레이닝은 근육에 스트레스를 주어 근섬유를 굵게 만드는 것으로, 근육이 회복되는 반복과정을 통해 근섬유가 굵어져서 근육량이 늘어나는 것이다.

근육이 이 과정을 거쳐 성장하려면 회복되기까지 휴식이 필요하다. 만약 근육 트레이닝 후에 시간적인 간격을 두지 않고 연속적으로 트레이닝을 하면 근육이 피로를 회복하지 못한 채 스트레스가 가해지므로 오버 트레이닝이 되어 피로만 쌓인다. 피로가 회복되기 전에 근육에 스트레스를 주는 일이 반복되면 피로의 누적으로 인해 오히려 근육이 줄어들 수도 있다.

반대로 운동 간격을 너무 길게 두면 피로와 회복이 반복될 뿐 근육의 양은 늘지 않는다. 주1회로는 근력을 유지할 수 있는 정도라서 충분한 효과를 얻을 수 없으며, 2주에 1회의 운동은 거의 효과가 없다.

6. 반동을 쓰지 말고 조용히 운동한다

웨이트 트레이닝 시에 정확한 동작을 하려면 기본적으로 양쪽 발을 어깨너비 정도로 넓혀 자세를 안정시킨다. 양손은 항상 어깨너비 정도로 벌려 기구를 잡고 운동해야 한다. 정확한 자세와 안정된 동작은 중량운동 시에 발생하는 관절, 근육 및 각종 내장기관의 충격을 완화해 신체 각 부분의 통증이나 부상을 예방해 준다.

웨이트 트레이닝 시 자신의 능력보다도 지나친 무게로 운동을 하면 신체는 비정상적인 동작을 하게 된다. 근력을 발달시키기 위한 웨이트 트레이닝 시 신체반동은 자신의 능력보다 지나치게 높은 중량으로 운동을 할 때 나타나는 자연발생적인 신체 변화이다.

그러므로 웨이트 트레이닝에 반동이 나타나면 중량을 낮추어서 운동해야 한다. 과도한 중량부하는 근육의 피로가 빨리 오게 하고 근육통을 유발시키기도 해서 트레이닝의 효율을 낮추고 근육활동과 근육 상태의 위험을 증가시키므로 반드시 주의해야 한다.

반동이나 치팅cheating 등을 이용해 무게만 많이 들어 올리려고 하거나 주근육의 완벽한 고립감 없이 행해지는 리프팅은 단순히 힘만 쓰고 마는 것이다. 따라서 장기간 트레이닝을 해도 몸에 큰 변화가 생기지 않는다.

또한 운동할 때 반동이 일어나면 자신이 발달시키고자 하는 근육 부위에 전달되는 힘의 50%가 반동으로 인해 신체 다른 부위로 전달된다. 이러한 신체반동은 허리를 움직이게 만들어 허리에 충격을 주므로 심각한 허리부상을 당할 수 있다. 그러므로 단순히 자세만 흉내 내면서 무거운 무게를 들어 올리는 것에 초점을 두는 것이 아니라 부위별 완벽한 고립법과 느낌을 받아가며 운동해야 한다.

7. 2~3개월 느긋하게 기다린다

많은 사람들이 운동이 힘들어지면 불평하거나 운동을 거르거나 아예 그만둔다. 단기간에 살을 빼고자하는 조급함과 눈에 띄는 효과를 하루아침에 보려는 그릇된 생각을 버려야 한다. 몸을 만드는 데는 시간이 필요하다.

멋진 몸매란 운동을 해서 흘린 땀의 보상으로 반드시 꾸준히 적어도 3개월은 해야 결과물이 나온다. 일시적이고 충동적으로 하는 운동은 충분한 운동효과를 기대할 수 없다. 목표를 단기간에 해결하기 위해 오버 트레이닝을 하는 경우에는 부상을 입어 운동을 그만둬야 하는 경우도 발생한다. 즉 운동은 며칠 안에 완성해 그만두는 것이 아니라 지속적으로 할 때 좋은 결과를 얻을 수 있다. 초보자의 경우 운동을 시작해 4주가 되면 효과가 나타나고 8주 후가 되면 최대의 효과를 얻을 수 있다.

즉 초보자는 운동을 시작한 후 8주 이상은 되어야 신체가 적응을 해 반응을 나타낸다는 것이다. 운동원리란 신체적응 법칙의 한 부분으로 크게 총 4단계로 나누어 볼 수 있다.

제1단계-운동에 대해 적응이 성립되지 않는 시기
제2단계-운동에 대해 일시적 적응이 성립되는 시기
제3단계-영속적인 적응이 성립되는 시기
제4단계-신체자극이 지나쳤을 때 오는 시기로 8주 후 적응기를 거쳐 신체가 완전히 적응하면 신체발달과 증대현상이 나타나지 않는다.

이럴 때는 운동의 횟수, 중량, 부하를 바꾸어 자극을 주면 신체발달과 증대현상이 다시 나타난다. 이렇듯이 운동을 시작하는 초보자는 '자극, 반응, 적응'이란 법칙 때문에 8주 이상 운동을 해야 체력이 향상되고 건강수명도 늘어나므로 안내가 필요하다.

8. 30분 이내에 당질과 단백질을 섭취한다

웨이트 트레이닝을 하면 대사활동이 6~8배 정도 증가한다. 즉 근육에너지 이용이 엄청나게 증가한다. 무산소운동이므로 지방은 소비하지 않는 대신 탄수화물과 단백질을 분해해 에너지원으로 사용한다. 이 운동과정에서 운동 중이나 후의 짧은 시간 동안 근육위축이 되는 이화과정catabolism이 근육을 형성하는 동화과정보다 더 큰 영향을 미칠 때가 있다.

운동 중에 동화단계에서는 저장되어 있던 근육 내 글리코겐 저하 및 고갈, 단백질 분해율의 상승, 근단백질 균형의 악화가 나타난다. 이로 인해 몸이 빨리 회복되지 못하면 근육통증과 피로감 증가, 후속운동 시 악영향, 기력 저하, 훌륭한 운동프로그램에도 불구하고 근육량의 미미한 증가, 근육량 감소, 대사량 저하 등 부정적인 현상이 나타난다.

또한 근력운동 직후에 근단백질 균형이 악화되어 근육 손실이 일어나기도 한다. 운동 직후 단백질 합성은 아주 조금 증가하는데 비해 단백질 분해는 크게 증가하기 때문이다. 운동 직후는 원래 동화단계지만 운동 후에 적절한 영양공급이 이뤄지지 않으면 이화단계로 바뀌기 쉽다. 그러므로 영양섭취에 신경을 써야한다.

근육의 합성을 촉진하기 위해서 운동 후에는 근육에 저장되어 있는 적은 양의 글리코겐을 신속히 보충해야 한다. 글리코겐은 운동을 할 때 빠르고 쉽게 보충할 수 있는 에너지원으로 근육량에서 에너지와 연관된 손실을 막아주며 세포의 수화작용을 증가시킨다.

그리고 혈액의 코르티솔 농도가 올라가는 것을 막아주기 때문에 글리코겐의 보충은 운동수행능력을 유지하는데 있어 매우 중요하다. 또한 운동으로 인해 일어나는 근단백질 분해를 줄이고 근단백질 합성을 늘려야 한다. 운동 후 적절한 영양섭취가 이뤄지면 우리 몸의 근단백질 상태는 1시간 내에 정상으로 돌아갈 수 있다. 근단백질 균형이 이뤄지는 데에는 보통 24시간이 걸린다. 이 24시간 전 영양섭취로 하루 먼저 회복해 근육의 합성을 촉진해야 한다.

덴마크 연구팀은 동일한 단백질 보충제 10g을 동일한 조건에서 운동한 두 그룹을 놓고 한 그룹은 10분 이내, 한 그룹은 2시간 후에 섭취하도록 한 후 장기간 트레이닝 효과를 비교했다. 그 결과 10분 이내 섭취한 그룹은 근력과 근육이 모두 크게 향상됐으나 2시간 후에 섭취한 그룹에서는 보충제의 효과가 나타나지 않았다.

단백질 합성을 촉진하려면 흔히 '프로테인'이라는 보충제를 섭취한다. 우유 같은 고단백질 음료나 요구르트, 치즈 등의 유제품을 먹어도 된다. 또한 액체는 빨리 소화되고 흡수되어 영양분들이 보다 빨리 근육에 전달되기 때문에 액체 타입으로 마시는 것이 가장 좋다.

만약 단백질과 탄수화물을 음료로 섭취하는 경우라면 체중의 kg당 0.8g의 탄수화물과 0.4g의 단백질을 섭취하는 것이 바람직하다. 또한 근육이 되기 쉬운 음식물은 육류다. 육류만 먹으면 열량을 초과하거나 지방의 과다섭취 가능성이 있으므로 야채나 과일을 섭취해 비타민을 보충해야 한다.

그리고 혈당의 빠른 회복을 위해서 단당류의 탄수화물을 과일, 탄산을 포함하지 않은 과일주스, 꿀 음료 등을 통해 섭취하는 것이 바람직하다. 참고로 비타민은 근육을 강하게 움직이는데 도움이 된다.

9. 스트레칭 효과 업 기술

스트레칭은 신체 특정 부분의 근육과 관련 조직이 늘어나는 자세를 취하는 것이다. 운동 전후의 스트레칭은 운동능력을 강화하고 부상의 가능성을 감소시키며 근육통을 최소화하는 효과적인 활동이다. 근육의 스트레칭은 다양한 장점을 지닌다.

먼저 운동범위를 향상시킨다. 스트레칭 동작을 통해 근육의 길이를 늘려 근육의 전반적인 긴장을 감소시키며 운동범위를 증진시킬 수 있다. 전체적인 근육길이의 증가와 운동범위의 증진은 유연성의 증가를 가져와 관절이 충격에 손상을 입지 않도록 해 운동 시의 부상을 방지할 수 있다.

게다가 운동을 하면서 자유롭게 움직일 수 있는 능력이 커지므로 편안한 자세로 운동을 할 수 있게 된다. 스트레칭 동작을 통한 근육길이의 증가는 근육이 수축할 수 있는 전체 거리의 증가를 가져온다. 이는 근육의 힘을 잠재적으로 증가시켜 근육파워를 증진시킨다. 근육의 힘의 증가는 운동능력의 증진을 가져오며 근육조절 능력도 증가하게 된다.

또한 스트레칭은 혈액순환을 증진시키고 부산물을 제거함으로써 운동 후 근육의 통증을 감소시켜 준다. 피로의 영향을 방지하는데도 도움이 될 수 있다. 스트레칭을 통한 유연성의 증가는 일하는 근육에 대항하는 반대근육을 더 유연하게 만들어 일하는 근육에 대한 압박을 줄여주기 때문이다. 더불어 스트레칭은 자세를 바르게 만들고, 에너지 증가, 스트레스의 완화, 혈액순환의 촉진 등을 증진시키는 효과가 있다.

스트레칭에는 동적 스트레칭과 정적 스트레칭이 있다. 운동범위와 유연성을 확장시키기 위해 흔들거나 탄력 있는 움직임을 이용해 신체반동을 이용하는 스트레칭은 동적 스트레칭이다. 움직임 없이 일정한 시간동안 자세를 유지해 신체반동을 이용하지 않는 스트레칭은 정적 스트레칭이다.

동적 스트레칭은 운동범위의 제한 지점까지 신체부분을 움직이기 위해 잘 조절된 부드러운 탄성 운동과 흔드는 동작을 이용한다. 동작들은 급진적으로 이뤄지면 안 되고 점진적으로 증가돼야 한다. 동적 스트레칭을 수행하는 도중에는 정상적인 운동범위 내에서만 힘을 가해야 한다. 과도한 동적 스트레칭은 근육통증, 근섬유 열상이 발생할 수 있고 근육이 탄성을 잃는 결과를 야기하므로 주의해야 한다.

정적 스트레칭은 스트레칭 될 근육이 당겨져 장력이 발생하는 자세를 취한다. 스트레칭 근육과 반대근육 모두 이완시킨다. 스트레칭 되는 근육의 장력이 증가하도록 천천히 조심스럽게 움직이도록 한다. 자세를 취한 후에는 근육이 늘어날 수 있도록 자세를 고정하고 유지한다.

스트레칭을 행할 때는 반드시 자신에 대한 검토가 필요하다. 나의 근육이 건강하고 상해는 없는지, 뻣뻣하지는 않은지, 관절이나 인대나 힘줄 등 기타 조직이 상하지는 않았는지, 최근에 근육과 관절에 무리가 오는 일은 없었는지를 검토하고 난 후 스트레칭을 실시해야 한다.

보통 운동 후의 스트레칭은 간과하는 경우가 많은데 반드시 운동 전후에 모두 스트레칭을 해야 한다. 운동 전 스트레칭이 근육과 힘줄을 늘려 운동범위를 증진시켜 부상을 방지하고 효율적인 운동을 도모한다면 운동 후의 스트레칭은 근육과 힘줄의 치료와 회복을 돕는다. 강한 웨이트 트레이닝으로 인해 근육이 딱딱해지는 것과 근육통증을 예방한다. 보통의 운동 후의 스트레칭은 5~10분의 가벼운 정적 스트레칭 운동으로 구성한다.

또한 스트레칭 시에 운동에 필요한 부위만 스트레칭 하는 경우가 있다. 모든 몸의 근육에 스트레칭을 해야 한다. 운동 시 일부 근육만 중요한 역할을 하는 것이 아니라 모든 근육이 중요한 역할을 담당하므로 신체 전체에 관한 스트레칭이 필요하다. 모든 근육은 작용을 하는 반대근육을 가지고 있는데, 운동하는 근육과 그에 대항하는 반대의 근육은 몸의 균형을 유지하기 위해 서로가 서로에게 저항하게 된다.

한 근육이 상대보다 더 강하거나 유연한 경우 불균형을 초래해 손상 또는 자세문제를 유도한다. 그러므로 몸에 대한 전반적인 스트레칭을 해야 할 필요가 있다. 근육의 부상을 방지하기 위해서는 근육을 부드럽고 천천히 스트레칭하고 신전시킨 근육에 생각을 집중하면서 동작을 수 초에서 수십초 유지하도록 한다.

스트레칭은 통증이 심하도록 만드는 활동이 아니므로 신체 각 부분에 통증이 올 때까지 근육을 신전시키는 것은 바람직하지 않다. 편안하게 느끼는 지점(스트레칭 포인트)을 넘어서서 스트레칭을 해서는 안 되고 근육에서 장력이 느껴질 수 있는 지점까지만 스트레칭하면 된다. 즉 근육신전 시에 가장 편안한 감각을 느끼는 점인 스트레칭 포인트 이상 근육을 신전시키지 않도록 한다.

스트레칭 하는 동안 평소처럼 편안하고 자연스럽게 호흡하는 것을 원칙으로 한다. 많은 사람들이 무의식적으로 숨을 참고 스트레칭을 한다. 이는 근육의 긴장을 야기해 스트레칭을 어렵게 한다. 스트레칭을 하는 동안 천천히 깊게 호흡해 근육의 이완을 돕고, 혈액순환을 촉진하고, 근육에 산소와 영양소의 공급을 돕도록 해야 한다.

또한 앉은 자세에서 스트레칭 하는 것이 손상기회를 줄일 수 있으므로 앉은 자세 스트레칭으로 시작해 선 자세 스트레칭으로 이행하는 것이 바람직하다. 나쁜 자세와 부정확한 기법은 특정 근육만을 강조해 근육의 불균형을 초래하고 손상을 유도할 수 있으므로 정확한 자세를 취하도록 한다.

스트레칭은 크게 3단계로 구성된다.

1단계 - 편안한 단계 easy stretching

가벼운 긴장과 부드러운 느낌으로 근육을 느끼는 단계다. 근육에 힘을 빼고 편안하게 신전하면서 10~30초간 정적인 상태를 유지하도록 한다.

2단계 - 발전단계 develomental stretching

편안한 단계에서 벗어나 약간의 힘을 근육에 가해 근육을 긴장시키는 단계다. 10~30초간 정적인 상태를 유지하도록 한다.

3단계 - 과격한 단계 drastic stretching

오버 트레이닝 단계로서 최대한 힘을 근육에 가해 근육을 긴장시키는 단계다. 10~30초간 정적인 상태를 유지하도록 한다.

4 정리운동 - 근육펌프 움직이기

웨이트 트레이닝에서도 마찬가지로 마무리 운동은 중요하다. 힘든 운동을 하고 나면 신진대사가 진행될 때 생성되는 젖산염이라는 노폐물이 더 빨리 씻겨 나가야 한다. 운동이 끝나면 혈액순환 속도가 갑자기 느려지기 때문에 근육통으로 이어질 수 있어서 근육의 온도를 낮춰주고 혈액순환 속도를 서시히 감소시켜 스트레스 받은 근육을 쉬게 하는 정리운동(쿨 다운)을 꼭 5~10분 정도 실시해 근육의 피로 회복을 도모해야 한다.

정리운동은 운동 후 천천히 계속 몸을 움직여 심박수를 낮추어 주고 운동부위에 모였던 혈액고임을 예방해 혈액을 다시 몸 전체에 배분되도록 도와주어 근육의 온도와 대사량을 정상상태로 되돌려 놓게 된다. 운동을 시작한다는 기분으로 제자리걸음을 걷거나 고정식 자전거의 부하량과 회전수를 낮춰 안정 상태에 도달하게 하는 방법 모두 정리운동의 한 종류이다.

특히 웨이트 트레이닝 후의 이완운동으로 구성되는 스트레칭운동이 근육통을 방지하고 유연성을 향상시키는데 좋다고 한다. 또한 릴랙스 스트레칭은 강하게 수축된 근육을 풀어주어 통증을 줄이고 근육 내 흐름을 촉진하는 역할을 한다. 근육에 산소와 영양소의 운반을 촉진해 근육의 피로를 풀어 다음 운동에도 몸의 빠른 회복을 도와 최상의 컨디션을 갖도록 한다. 스트레칭 체조는 가슴, 허리, 다리 부위 순서로 길게 하는 것이 좋다.

목욕이나 샤워 전에 반드시 정리운동을 해야 할 필요가 있다. 강도 높은 운동 중에는 혈류차단이 일어나고 호르몬분비가 활성화되어 운동수행을 돕도록 작용하고 있다. 운동 직후 뜨거운 물에 노출시키는 샤워나 목욕은 심장에 스트레스를 가해 기절이나 다른 문제들을 발생시킬 가능성이 있다. 그러므로 운동 후 최소한 5~10분은 이완운동인 정리운동을 실시해야 한다.

운동 후 릴렉스 스트레칭의 종류

- 양손을 바닥에 댄 채 앞으로 뻗어 어깨가 바닥에 닿는다는 느낌이 들 정도로 눌러 준다.
- 한쪽 다리를 옆으로 접고 완전히 누운 상태로 10초간 유지, 반대쪽 다리도 실시한다.

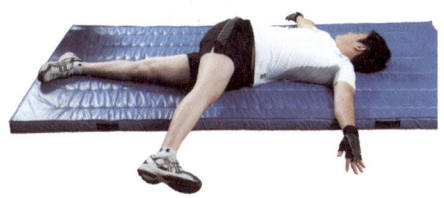

- 한쪽 다리를 반대쪽 무릎 위에 올리고 양손으로 발끝을 잡는다. 10초간 유지 한 후 반대쪽 다리도 실시한다.
- 양손으로 발끝을 잡고 엉덩이에 닿을 정도까지 충분히 당겨준다. 반대쪽도 실시한다.
- 한쪽 다리를 반대쪽 다리 옆으로 무릎을 세워 넘긴다. 팔꿈치로 무릎을 밀면서 상체를 틀어준다. 반대쪽도 똑같이 실시한다.

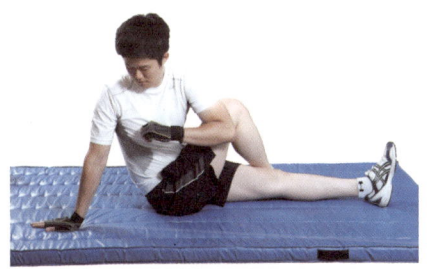

- 엎드린 자세에서 손으로 바닥을 밀면서 상체를 일으켜 세운다. 숨을 내쉬면서 고개까지 뒤로 더 젖혀 10초간 유지한다.

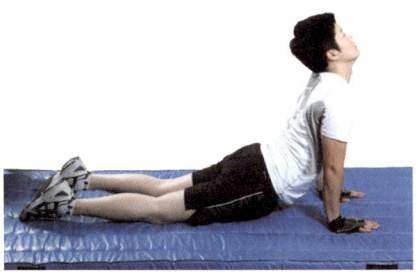

- 누워서 무릎을 잡아당겨 몸을 둥글게 만다. 숨을 내쉬면서 무릎을 가슴 쪽으로 더 당겨 허리에 자극을 느낀다.

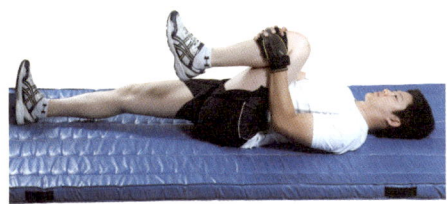

- 누워서 양팔을 옆으로 벌리고 숨을 들이 쉬면서 한발을 올리고 숨을 내쉬면서 반대편으로 넘긴다. 고개와 다리는 반대 방향으로 돌리고 10초간 유지한다. 전신 근육이 쭉 이완되는 느낌을 유지한다. 반대쪽도 똑같이 실시한다.
- 바닥에 누워 한쪽 다리를 들어 올린 다음 양손으로 잡아 가슴 쪽으로 힘껏 당긴다. 반대쪽도 똑같이 실시한다.
- 누운 상태에서 한손으로 발끝을 잡아 엉덩이에 닿을 때까지 충분히 당겨준다. 반대쪽도 똑같이 실시한다.

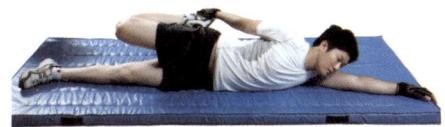

- 앉아서 두 다리를 쭉 뻗은 다음 상체를 숙여 양손으로 발끝을 잡는다. 등 근육을 최대한 늘인다는 생각으로 상체를 숙인다.

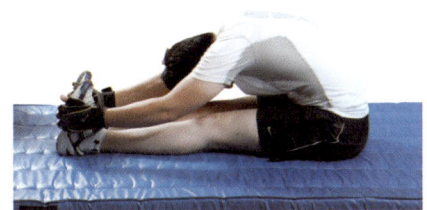

헬스장 에티켓 ①

헬스장에서 가끔 지나치게 노출이 심하거나 옷을 야하게 입는 여자 손님을 본다. 스포츠 브라에 핫팬츠도 모자라 화장을 진하게 하고 귀걸이까지 착용해서 다른 사람의 시선을 사로잡는다. 이런 손님이 오면 다른 사람들은 곱지 않은 시선으로 계속 쳐다보게 된다. 따라서 운동에 불편하지 않을 정도의 단정한 복장을 갖추는 것이 에티켓이라고 할 수 있다.

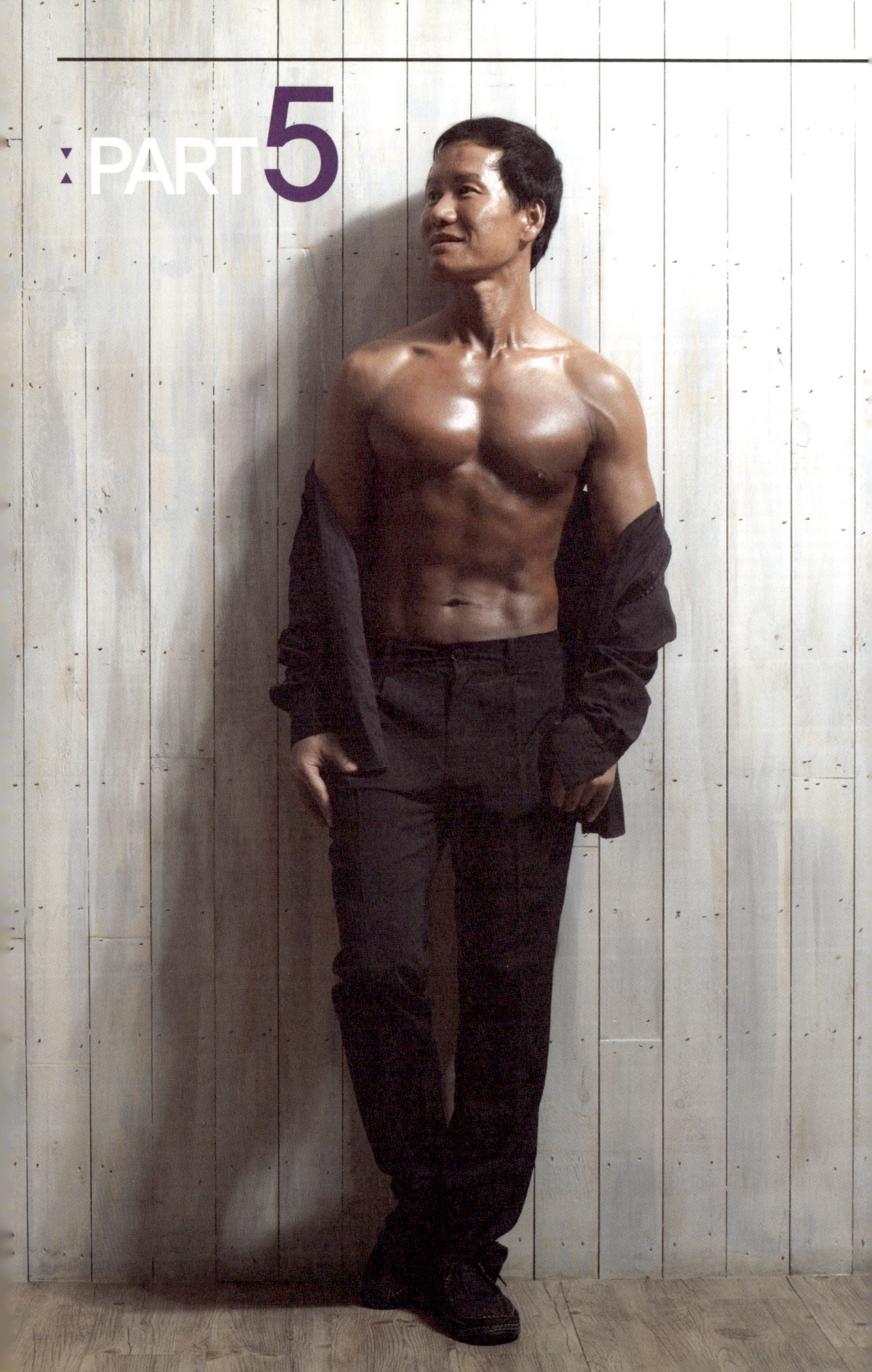

PART 5

생활 속에서 따라만 하면
건강해진다(in 직장, 집)

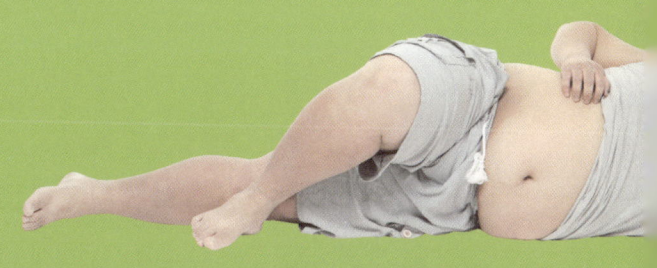

1. 병, 제대로 알고 예방하자
2. 실생활에서 간단하게 실천할 수 있는 운동법

1 병, 제대로 알고 예방하자

1. 50대를 알리는 신호? 오십견

- **오십견이란?**

오십견 또는 오십견증후군이라고 하는 이 질병은 어깨관절에 나타나는 질환으로 40~50대에 접어들면서 갑자기 어깨가 아프고 움직일 수 없게 되는 현상을 말한다. 단순한 근육통으로 생각해 '곧 좋아지겠지' 하고 대수롭지 않게 여기기 일쑤지만 점차 팔이 올라가지 않고 옷 입기마저 어렵게 된다.

오십견은 나이가 들면서 근육 및 뼈가 퇴행하면서 어깨관절 부위로부터 팔에 걸쳐 통증이 발생하고 운동제한이 나타나며 운동을 할 때 통증이 야기되는 일종의 근골격계 신경질환이다.

최근에는 이와 같은 증상이 50대에만 국한되지 않고 40대, 심지어는 30대에서도 빈발하는 경향을 보이고 있어 질병의 명칭을 무색케 하고 있다. 특별한 이유 없이 통증을 느끼게 되는 오십견은 일반적으로 남성보다는 여성에게서 많이 발생하는 경향을 보인다. 이는 여성들의 경우 갱년기 증상으로 인해 같은 나이의 남성들에 비해 근육과 뼈가 약해진 데 따른 것으로 추측되고 있다.

어깨관절은 우리 몸에서 관절운동이 가장 큰 부분이다. 이런 큰 관절운동 때문에 평상시 손을 자유롭고 편하게 사용할 수 있다. 반면 관절의 구조라는 측면에서 볼 때는 해당 부위의 안정성이 충분하지 않다는 약점이 있다. 중년 이후에 어깨관절주위염이 일어나기 쉬운 것은 어깨의 관절이 갖는 이런 특수성 때문이라고 할 수 있다.

• 오십견의 원인과 증상

오십견은 노화현상으로 혈액순환이 잘되지 않아서 나타나는 증상이다. 어깨부위의 통증은 대개 연부조직의 이상으로부터 시작되기 때문에 방사선촬영에 의해 이상소견을 발견하지 못하는 경우가 많다.

그러나 어깨관절 부위의 통증은 목 디스크나 목뼈 사이의 신경이상으로부터 발생하거나 혹은 심근경색, 당뇨병, 뇌졸중과 같은 질환의 후유증이 원인일 수 있기 때문에 주의해야 한다. 임상통계를 보면 당뇨병 환자의 경우 일반인에 비해 오십견 발병 위험성이 5배 이상 높은 것으로 나타났다. 나이가 들면서 칼슘이 부족해 발병하기도 한다.

어깨에 무리를 줄 수 있는 잘못된 자세로 장시간 컴퓨터를 사용하거나 스트레스, 운동부족 등도 오십견을 야기하는 원인이 된다. 또한 기후조건과도 밀접한 관련이 있어 날씨가 흐리고 습기가 많은 계절에 특히 자주 발생하는 경향을 보이고 있다.

오십견은 어깨의 아픔과 운동장애라는 증상을 보인다. 어깨결림에는 차이가 있어도 어깨가 무겁거나 나른한 느낌이 그 시초증상이다. 손을 위로 올리거나 뒤로 돌리려고 하면 통증이 온다. 자연히 어깨를 움직이기 어려워져 윗옷을 입거나 허리띠를 죄어 매거나 머리를 감는 것이 불가능해진다. 심할 경우에는 어깨의 근육이 야위거나 가볍게 누르는 것만으로도 통증을 느끼거나 어깨주변이 딱딱하게 굳어지는 경우도 있다.

- **오십견의 치료**

오십견은 그 원인과 통증을 유발시키는 인자를 찾아서 치료해야 한다. 그 방법으로는 보존적 요법, 수술요법 및 신경차단요법이 있다. 통증치료실에서는 통증이 생긴 근육에서 통증의 유발점을 찾아 약제를 주입, 그 원인을 제거하거나 여러 가지 신경차단치료를 실시한다. 어깨의 통증은 치료를 빨리 시작하거나 치료 전 상태가 좋을수록 예후가 좋으므로 되도록 조기에 치료 및 운동을 실시해야 한다.

- **오십견을 위한 운동**

① 진자운동

어깨관절의 가동성을 개선시킬 목적으로 실시하는 운동. 상반신을 전굴 자세에서 덤벨, 바벨 등의 무거운 것을 들고 흔드는 운동을 한다. 이 방법을 온열요법과 같이 하거나 목욕 후에 어깨관절이 따뜻한 상태에서 실시하면 좋다.

② 3종류의 코널리^{Connolly} 운동

- 거상운동 : 난간이나 장롱의 모서리를 손으로 잡고 그 상태에서 무릎을 굽히면서 견관절을 들어올린다.

- 내선, 후방거상운동 : 등 뒤에서 통증이 있는 팔을 손으로 잡고 상하로 한다.
- 외선, 외분회전운동 : 양손을 머리 뒤로 하고 그대로 발을 개폐한다.

③ 견관 근육운동

이 훈련은 운동에 의한 견관절통의 적응이다. 내선근군(견갑하근)을 측와자세로 해서 훈련하는 쪽의 어깨를 내리고 덤벨을 쥐고 어깨를 회전시킨다. 이때 덤벨이 너무 무거우면 의도하는 효과를 얻을 수 없으므로 가벼운 것을 선택한다.

또 외선근군(극하근, 소원근)은 측와자세로 해서 훈련하는 쪽의 어깨를 위로 하고 덤벨을 쥐고 어깨를 회전시킨다. 선 자세에서 극상근은 덤벨을 쥐고 측방(전액면)보다 30도 전방으로 거상운동을 실시한다. 거상각도는 60도 이하가 되면 좋다.

2 소리 없이 다가오는 침묵의 살인자, 고혈압

• 고혈압이란?

혈압이란 심장이 박동할 때 혈액이 혈관 벽을 강하게 밀어내고 수축하는 압력을 말하는 것으로 건강한 사람은 대부분 일정한 혈압을 유지하고 있다. 협압은 연령이 증가할수록 상승한다. 감정상태, 운동, 수면 등 처해있는 상황에 따라 수시로 변할 수 있으므로 정상 혈압치를 한정 짓기는 어렵지만 의학적으로 수축기 혈압 140mmHg, 이완기 혈압 90mmHg 이상을 고혈압이라고 한다.

고혈압은 30세 이상 성인의 30% 정도가 환자일 정도로 흔한 질환이지만 초기증상이 거의 없어 '침묵의 살인자'로 불린다.

• 고혈압의 원인과 증상

고혈압은 크게 본태성 고혈압과 2차적 고혈압으로 구분한다. 본태성 고혈압은 고혈압을 초래하는 발병원인이 불분명한 것으로 고혈압으로 진단된 사람의 대부분이 여기에 속한다. 다만 본태성 고혈압의 경우 유전적인 소인을 비롯해 고염식의 섭취, 비만, 스트레스 등이 상호 작용해 발병하는 것으로 추측하고 있다.

그중에서도 유전적인 소인은 어느 정도 인과관계가 밝혀졌다. 부모가 고혈압인 경우 자녀가 고혈압에 걸릴 확률은 45%가 넘는다. 고염식의 섭취도 본태성 고혈압의 원인이 되는 것으로 알려져 있다. 실례로 저염식을 주로 하는 사람에게는 고혈압이 적게 보고됨에 따라 소금의 섭취와 고혈압과는 깊은 연관이 있는 것으로 추측되고 있다.

그러나 일부는 원인질환이 있어서 혈압이 올라간다. 이를 2차성 고혈압이라고 부른다. 2차성 고혈압에 대해서는 그 원인이 거의 밝혀졌다. 이러한 2차성 고혈압은 본태성 고혈압에 비해 치료가 쉽다. 원인을 발견해 제거하면 따로 약을 먹을 필요 없이 고혈압을 치료할 수 있기 때문이다.

요즘에는 약물로 치료가 안 되는 고혈압을 수술로 치료하기도 한다.

본태성 고혈압은 아무 증상이 없는 경우가 대부분이다. 일반적으로 고혈압의 증상으로 알려진 것은 두통, 현기증, 코피 등이다.

고혈압의 정도가 심하지 않은데도 여러 가지 증상이 나타나는 경우가 있다. 앞에서 설명한 바와 같이 대부분의 본태성 고혈압 환자는 특별한 증상이 없는 반면, 2차성 고혈압 환자는 증상이 분명하며 이는 수술 및 치료에 의해 완치될 수 있다. 2차성 고혈압의 원인에는 신장질환, 갈색세포종, 원발성 알도스테론증, 신동맥질환 등 여러 가지가 있다.

치료받지 않는 상태에서 장기간 고혈압이 진행되면 합병증이 생기게 된다. 이때 비로소 증상이 나타나기 시작한다.

먼저 높은 혈압에 의한 합병증 증상은 출혈성 뇌출혈, 악성 고혈압, 울혈성 심부전, 신장혈관의 경화, 대동맥 박리 등이다. 동맥경화의 촉진에 의한 증상으로는 관상동맥질환·급사·부정맥·허혈성 심질환·뇌졸중·말초혈관질환이 있다.

- **고혈압의 치료**

2차성 고혈압은 그 원인을 찾아 이를 제거함으로써 근본적인 치료를 할 수 있다. 하지만 90% 이상이나 되는 본태성 고혈압은 그 원인이 규명되어 있지 않으므로 근치根治가 안 된다. 따라서 본태성 고혈압의 경우에는 약물치료 등으로 혈압을 조절한다.

약 25%의 가벼운 고혈압은 약물치료 없이 체중감량, 염분섭취의 최소화 등으로 조절이 된다. 특히 젊은 고혈압 환자는 비만도와 많은 관계가 있다. 이외에도 적당한 운동·금연·스트레스 감소 등이 고혈압 조절에 많은 도움이 된다. 3가지 이상 약물로도 치료가 안 될 경우 수술(신장신경차단술)을 하는 경우도 있다.

고혈압 환자의 식사요법은 다음과 같은 원칙에 따라 실시한다.

1. 표준체중을 유지할 정도의 열량섭취를 한다.
2. 염분의 섭취를 제한한다. 염분섭취의 제한은 고혈압 치료에 필수적이다. 일부에서 염분제한이 필요 없다는 주장을 하고 있지만 염분을 제한하지 않으면 혈압이 내려가지 않는다는 것은 정설이다. 특히 염분섭취 제한은 몸이 부어있는 사람에게는 필수적이다. 부종이 빠지면서 혈압이 내려가는 것을 알 수 있다.
3. 동물성 지방, 특히 콜레스테롤과 포화지방산이 많은 식품의 섭취를 제한한다.
4. 신선한 야채, 과일, 해조류를 충분히 섭취한다.
5. 술과 담배를 절제한다.

• 고혈압을 위한 운동

고혈압은 발병 후 합병증이 오면 이미 치료가 늦은 것이다. 따라서 무엇보다 예방이 중요하다. 평소 생활습관을 개선하는 것이 중요한데 고혈압 환자를 위한 예방수칙은 다음과 같다.

1. 체중이 초과된 경우 우선적으로 체중을 감량한다.
2. 소금의 섭취를 제한하고 칼슘섭취를 늘린다.
3. 고콜레스테롤 음식의 섭취를 제한하고 식이섬유질을 섭취한다.
4. 알코올의 음용을 제한한다.
5. 규칙적인 운동을 한다.
6. 정신적인 스트레스를 피하고 안정되고 편안한 마음을 갖도록 한다.

그러나 안정 시 혈압이 매우 높은(180/105mmHg) 고혈압 환자는 약물요법을 실시한 후에 식사요법과 운동요법을 병행해야 한다. 이완기 혈압이 115mmHg 이상인 중증 고혈압 환자는 운동요법이 좋지 않다.

고혈압 환자를 위한 운동 시 고려해야 할 사항은 안전성, 수행되는 운동의 형태·빈도·강도 및 운동 트레이닝의 지속시간 등이다. 약물요법을 병행하는 환자의 경우는 특별한 항고혈압제 작용과 운동반응 간의 상호 작용을 고려해야 한다.

운동을 시작하기 전 반드시 준비운동을 실시해야 한다. 운동 중에는 신체의 위험요소를 줄이기 위해 매 10분마다 심박수와 혈압을 측정해야 한다. 운동이 끝나면 정리운동을 해야 한다. 이때 심박수가 1분당 100회 이하로 내려갈 때까지 계속해 귀환혈류의 저하로 생기는 현기증이나 심신의 위험을 줄여야 한다.

걷기, 달리기, 자전거 타기, 수영, 계단 오르내리기, 맨손체조 등과 같은 유산소적인 큰 근육운동이 좋다. 노 젓기(조정), 보디빌딩, 다이빙, 승마와 경쟁적인 구기경기 등은 피하는 것이 바람직하다.

운동 스케줄은 환자에 따라 조절해야 하고, 강도는 증상과 맥박수로 결정한다. 환자가 운동을 하면서 이야기할 수 있을 정도의 운동 강도가 좋다. 운동에 적당한 맥박수는 다음의 공식을 이용한다.

> 운동시 맥박수 =
> 안정 시 맥박수 + A%(최대맥박수 − 안정 시 맥박수)

가벼운 운동일 경우 A는 50~70%, 심한 운동일 경우는 75% 이상을 곱한다. 최대 맥박수는 운동부하 검사를 통해서 얻어야 하지만 '220−나이'를 이용해 간접적으로 쉽게 구할 수도 있다.

30분 이상 하는 것과 규칙적인 신체활동이 좋으며 일주일에 적어도 3회 이상을 실시하는 것이 바람직하다. 혈압감소 효과는 운동의 지속기간이 최소한 2개월 정도 지난 후에 나타난다.

운동을 통해 혈압이 거의 정상으로 내려오는 것은 약물요법에 의한 것과는 달리 심장기능이 향상된다. 혈관에 탄력이 생기고 동맥경화가 감소되는 등 신체의 모든 기능이 크게 향상되어 정상혈압을 되찾게 되는 것이다.

3. 죽음과 가까운 공포, 심장병

- **심장병이란?**

심장은 24시간 내내 꾸준히 박동을 계속해 하루 약 900 l 의 혈액을 순환시키는 튼튼한 근육펌프다. 그러나 이와 같이 튼튼한 근육펌프도 산소나 영양의 보급로를 차단당하면 그 기능을 다할 수가 없다.

심장을 움직이는 근육의 영양보급로인 관상동맥이 어떤 원인에 의해 좁아진다면 심근이 필요로 하는 만큼의 혈액을 보낼 수가 없게 된다. 이런 경우 환자들은 흉통을 호소하게 된다. 이것이 바로 협심증狹心症이다.

관상동맥이 막혀서 심근에 혈액을 공급하는 일이 불가능해지면 심근의 일부가 괴사에 빠진다. 이것이 심근경색心筋梗塞이다.

그 밖에도 심장판막증, 심부전증, 부정맥 등 심장병의 종류도 다양하다. 식생활의 서구화로 인한 지나친 동물성 지방의 섭취, 운동부족, 정신적 긴장과 스트레스의 증가 등으로 심장병은 나날이 증가되고 있는 추세다.

● **심장병의 증상과 치료**

심장병이 있을 때는 일반적으로 숨이 차고 가슴이 아프거나 전신 무력감을 느낀다. 그 밖에 몸이 붓고 어지럽거나 가슴이 울렁거리며 몹시 뛰고 얼굴이 달아오르는 심계항진心悸亢進, 입술이나 손끝, 발끝이 파랗게 되는 청색증 등의 증상이 나타난다.

운동 중이거나 일하는 중에 생긴 노작협심증이 발작했을 때는 심장의 부담을 줄이기 위해 우선 몸을 움직이지 않고 안정시키는 일이 중요하다. 보통은 그것만으로도 협심증은 진정된다.

그러나 보통 때에는 협심증이 나타나지 않을 정도의 운동으로 심신을 단련하는 것이 좋다. 환자의 기분은 항상 즐거워야 한다. 또한 하루에 할 수 있는 활동량과 종류를 결정해 일상생활에 불편이 없어야 한다. 식사에 특별한 제한은 없으나 흡연만은 절대 금해야 한다.

운동이나 감정의 동요 등과 상관이 없는 안정협심증의 경우에는 안정을 취해도 발작이 진정되지 않는다. 이런 경우에는 니트로글리세린 등의 약을 쓴다. 일반적으로 혀 밑에 넣어 녹이는 것을 사용한다. 니트로글리세린은 정제로 입에 넣에 혀 밑에서 녹게 하는 것이다.

그 밖에 나이트레이트, 베타차단제, 아스피린 등이 사용된다. 니트로글리세린을 5분 간격으로 3회 사용해도 증상의 호전이 없으면 가까운 응급실을 찾아야 한다.

심장병의 식사요법으로는 혈액 속의 지질, 특히 콜레스테롤치를 올리지 않기 위해서 동물성 지방이 많은 식품의 섭취는 절제한다. 그리고 콜레스테롤을 내리는 기능을 하는 식물성 기름을 섭취한다. 또 고혈압의 중요한 원인인 염분을 제한해야 한다.

이는 특히 심장의 펌프기능이 저하된 심부전 경향인 사람의 경우 대단히 중요한 것이다. 환자 중 이미 비만상태인 사람은 그 해소를 위해 칼로리를 제한해야 한다. 비만은 혈압상승, 심장에의 부담, 당뇨병 등을 일으켜 악순환을 이루기 때문이다. 뿐만 아니라 혈액 속의 요산치가 높은 경우에는 요산을 증가시키는 퓨린purine 체를 많이 함유한 식품을 피하도록 해야 한다. 그 예로 내장류(곱창, 간, 지라, 콩팥), 등푸른 생선(고등어, 청어, 정어리), 가리비, 기름진 고기류(삼겹살, 오리고기), 고기국물 등이 있다.

심장병 환자는 기본적으로 술을 마시지 않는다는 각오가 필요하다. 특히 협심증 발작이 술을 마신 이튿날 아침에 일어나는 관수축성 협심증인 사람, 심방세동 등 부정맥의 발작이 일어나는 사람이 술을 마시는 것은 자살행위나 다름없다.

다만 적당한 정도의 술은 반드시 나쁘지는 않으므로 주치의와 상의할 필요가 있다. 이때 적당하다는 것은 맥박이나 혈압에 영향을 미치지 않는 정도를 말한다. 사람에 따라 차이가 있지만 청주 한 홉, 맥주 한 병 정도면 적당하다고 할 수 있다.

심장병 환자는 정신의 안정과 마찬가지로 위장의 부담을 줄이기 위해 규칙적인 식사와 소화시키기 쉬운 음식이 필요하다. 1회의 식사량이 많으면 위장이 팽창되어 심장을 압박하게 되므로 하루 식사량을 5~6회로 나누는 것이 좋다. 저녁식사 후 2~3시간이 흐른 후에 취침하는 것이 좋다.

특히 아침은 거르고 점심은 가볍게, 저녁을 많이 먹는 등의 식사습관은 좋지 않다. 이러한 식사법은 하루섭취 열량은 같다 할지라도 심장에 부담을 주기 때문이다.

식사는 시간이 좀 걸리더라도 천천히 오래 씹어 먹는다. 최소한 30분 정도는 걸린다는 생각으로 먹어야 한다. 또 너무 찬 음식이나 뜨거운 음식들은 위에 자극이 되어 부담을 줄 수 있으므로 체온정도의 따뜻한 것이 좋다. 뿐만 아니라 심장근육을 잘 움직이도록 하는데 필요한 영양소를 충분히 섭취해야 한다.

심근의 소재가 되는 양질의 단백질은 물론이고 기능개선에 필수적인 각종 비타민, 미네랄을 충분히 섭취하도록 한다. 정어리, 고등어, 꽁치 등 등 푸른 생선에 함유된 뎀(에이코사펜타논산)은 혈중 콜레스테롤을 저하시켜 혈전을 예방하므로 자주 섭취하도록 한다. 식이섬유가 많은 식품을 섭취해 하루도 거르지 말고 볼일을 보아야 한다. 변비가 심장발작을 유발할 수도 있기 때문이다.

- **심장병을 위한 운동**

협심증이 나타나지 않을 정도의 운동으로 심신을 단련하는 것은 협심증으로 인한 발작을 완화하는데 큰 도움이 된다. 이런 운동으로는 실내체조나 보행, 골프 등이 좋고, 수영도 할 수 있으나 자신의 키를 넘는 곳에서는 하지 말아야 한다.

심장병을 예방하거나 혹은 개선하기 위해서 가장 적절한 운동은 유산소운동이다. 가장 전형적인 운동은 에어로빅이다. 보행, 조깅, 달리기, 수영 등도 산소를 충분히 호흡하는 운동으로 심장병 환자들에게 좋다.

뿐만 아니라 정기적으로 운동을 계속하는 사람은 운동을 하지 않은 사람에 비해 운동을 할 수 있는 한계능력이 커진다. 심폐기능을 포함해 운동효율이 좋아지기 때문이다. 예를 들어 심장병이 있어도 정기적으로 적당한 운동을 계속하면 운동기능 범위가 넓어진다. 여력이 늘어 안정성도 동시에 증가한다. 심근경색 등의 발작으로 입원해 수 주간 병원생활을 하면 운동의 효율은 뚜렷하게 나빠진다.

또 발작이 두렵다고 해서 운동을 하지 않으면 효율이 떨어져 오히려 가벼운 활동을 하는데도 심장에 큰 부담이 된다. 심장병이 있는 사람이야 말로 적당한 범위 내에서 몸을 움직이는 훈련을 해야 하는 이유다.

심장병에 적당한 운동은 다음과 같다.

첫째, 걷기이다. 이때 너무 느린 속도의 걷기는 운동으로서 충분한 효과를 기대할 수 없다. 운동으로 걷는다는 것은 빨리 걷는 것을 말한다. 걷는다는 관점에서 골프도 좋은 운동이다. 물론 이때에도 자신의 안전범위를 정확히 인지하고 그 범위 내에서 활동하는 것이 중요하다.

조깅도 상당히 효과적인 운동 중의 하나이다. 정기적으로 안전한 범위 내에서 지속적으로 이루어진 조깅은 일상의 행동에서 동반되는 숨이 차는 현상이나 동계 등도 가벼워지는 효과를 기대할 수 있다. 운동에 의한 심박수 증가나 혈압 상승의 정도는 오히려 눈에 띄게 줄어들어 보다 건강한 삶을 누릴 수 있다.

그 다음은 수영이다. 수영은 전신운동이다. 물속에서 이루어진다는 특성상 부력의 영향을 받아 관절 등에 무리한 힘이 가해지지 않으므로 나이가 들어서도 계속할 수 있는 운동이다. 자전거도 다리에 체중의 무게가 실리지 않는다는 점에서 습관화하면 좋은 운동이다.

특히 실내 자전거인 에르고미터는 날씨에 구애받지 않고 일정한 속도로 라이딩을 해서 운동효율을 높일 수 있다는 장점이 있다. 마지막으로 체조가 있다. 체조의 가장 큰 장점은 간편하게 언제라도 도구 없이 할 수 있다는 점이다. 어떤 종류의 운동이든 정기적으로 반복해 시행하는 것이 중요하다.

그러나 승패를 겨루는 운동이나 경기 또는 기록경기는 심장에 예기치 않은 부담을 주므로 삼가야 한다.

4. 소리 없는 살인자, 혈액순환 관련 질병

- **혈액순환에 대하여**

우리 몸에 있는 혈관을 한 줄로 늘어놓으면 약 10만km, 즉 지구 둘레의 두 바퀴 반에 이른다. 심장에서 출발한 혈액은 몇 분이 지나지 않아 온몸을 한 바퀴 돌아 들어온다. 혈액순환은 몸에서 필요로 하는 물질을 적재적소에 전달하고 노폐물을 치워주는 운반체계인 것이다. 산소와 이산화탄소, 영양분 및 노폐물, 호르몬 등의 물질을 운반하는 것이 혈액순환의 주된 역할이며 특히 체온유지를 담당하기도 한다.

혈액순환과 관련해 나타나는 질병은 다양하다. 그중에서도 40~50대의 성인들에게 비교적 높은 빈도로 나타나 주의해야할 부분은 동맥경화증과 뇌졸중이다.

• 혈액순환계통 질병의 원인

① 동맥경화증

동맥경화증의 원인으로는 당뇨병, 내분비 이상, 매독, 전염병, 그리고 술, 담배, 과로 등을 꼽을 수 있다. 그러나 오늘날에는 음식물, 특히 동물성 지방을 많이 섭취함에 따라 동맥경화가 촉진된다고 보는 경향이 강하다. 고혈압은 세동맥경화를 동반하며 또한 경화를 진행시킨다.

② 뇌졸중

뇌졸중을 일으키는 원인은 크게 나누어 뇌혈관이 터져서 생기는 경우와 막혀서 생기는 경우의 2가지로 볼 수 있다. 앞의 경우는 뇌출혈을 말한다. 이는 다시 크게 뇌 안에서 피가 터져 번지는 뇌실질내출혈(뇌출혈)과 뇌 밖의 지주막하강에서 터지는 지주막하출혈이 있다.

후자는 뇌경색으로 뇌혈관 자체가 오랜 시간에 걸쳐 변해 막히게 되는 뇌혈전으로 뇌혈관 자체는 큰 변화가 없다.

뇌실질내출혈, 곧 뇌출혈은 주로 고혈압과 뇌혈관 괴사에 의해 발생한다. 혈관괴사의 발생에 대해서는 뇌동맥경화에 의한 것이라는 주장이 지배적이다. 혈압이 높으면 그 부분이 부풀어 올라 동맥괴사된 성분이 작은 혹과 같은 동맥류를 형성하게 된다. 그 동맥류가 파열되어 출혈을 일으키게 되는 것이다.

그러나 대부분 적은 출혈에 그치고 뇌출혈까지 이어지는 일은 드물다. 뇌출혈은 고혈압과 뇌혈관 괴사가 모두 있어야 일어나기 때문이다.

지주막하출혈의 원인으로는 동맥류의 파열이 가장 많으며 전체의 80%를 차지한다. 이러한 동맥류가 어떻게 발생하는지에 대한 원인은 아직 정확히 규명되어 있지는 않다. 다만 혈관이 갈라지는 부분에 선천적으로 약점이 있다. 끊임없이 혈액의 압력을 받음으로써 그 부분이 마치 혹처럼 부풀어 올라 결국은 터지는 것으로 추정된다.

지금까지 경험한 적이 없을 만큼 엄청난 통증이 뒤통수에서 느껴진다면 지주막하출혈일 가능성이 높다.

지주막하출혈의 원인으로는 이외에도 뇌동정맥기형이 있다. 변비가 심한 사람이 배변 시 힘을 주거나, 격렬한 성교, 무거운 짐을 드는 등 갑작스럽게 혈압이나 복압이 오를 때 발생하기 쉽다.

- **혈액순환 관련 질환의 증상**

동맥경화의 증상은 각 장기 및 기관이 각기 동맥경화를 경고하는 신호다. 이는 뇌졸중의 경우도 마찬가지다. 다음과 같은 증상이 있을 경우에는 그냥 지나치지 말고 진찰을 받아보아야 마땅하다. 특히 스스로가 위험군에 속한다고 생각되는 사람은 더욱 주의를 해야 한다.

> **뇌에 문제가 있을 경우 뇌졸중의 증상**

- 눈이 피로하며 가물거린다.
- 물건이 이중으로 보이기도 하고 뿌옇게 흐려 보이기도 한다.
- 비틀거리고 현기증이 난다.

- 박동성의 귀울림이 있다.

- 손발이 저린다.

- 요실금이 자주 있다.

- 미각이 둔하다.

- 졸도한 일이 있다.

- 말이 마음먹은 대로 나오지 않는다.

- 감기도 아닌데 두통이 나고 머리가 무겁다.

- 건망증이 심해져서 사람 이름, 전화번호 등이 잘 기억나지 않는다.

- 최근 일은 잘 잊는 경향이 있는 반면에 옛날의 일은 잘 기억하고 있다.

- 눈물이 흔해지고 화를 잘 내게 되는 등의 자기중심적 행동을 한다.

중추신경계의 문제가 있을 경우

- 편마비, 반신마비가 온다.

- 몸의 균형을 잡지 못하거나 걷지 못하고 물건을 마음대로 잡지 못한다.

- 경직증상이 일어난다.

- 관절구축 증상이 일어난다.

- 음식을 제대로 씹거나 넘기기 어렵다.

- 발음이 제대로 되지 않는다.

신장에 문제가 있을 경우

- 얼굴과 손발이 자주 붓는다.
- 낮에는 소변량이 적고 밤에 3회 이상 화장실 출입을 한다.
- 소변검사에서 단백뇨 지적을 받았다.

손발에 문제가 있을 경우

- 손발이 자주 붓거나 저린다.
- 손발의 피부색이 적자색으로 변했다.
- 조금만 걸어도 발이 아픈데 4~5분 정도 휴식을 취하고 나면 다시 걸을 수 있다.

심장에 문제가 있을 경우

- 계단을 오를 때 가슴에 통증을 느낀 적이 있다.
- 걸을 때 가슴이 죄어드는 것 같은 느낌을 받은 적이 있다.
- 식사 후 가슴이 아플 때가 있다.
- 밤중이나 새벽에 가슴이 답답해서 깬 적이 있다.
- 몸이 나른하고 금방 피로감을 느낀다.

• **혈액순환 관련 질병의 치료**

동맥경화와 뇌졸중의 치료에서 중요한 부분을 차지하고 있는 것 중 하나는 식사요법이다. 이는 예방목적으로 시행할 수도 있다. 그러나 질병의 발병 이후 병의 진행을 완화시킬 수 있는 이차적 목표로도 시행한다.

식사요법은 크게 3가지로 나누어볼 수 있다. 상승된 콜레스테롤을 감소시키기 위한 식사요법, 염분의 섭취를 제한하는 식사요법, 불포화 지방산을 많이 섭취하는 요법 등으로 나뉜다.

불포화 지방산 중에서도 리놀산을 많이 함유한 식물성 지방이 혈액 속의 콜레스테롤을 줄여주는 기능이 가장 강하다. 콜레스테롤 값이 높은 사람은 리놀산이 많이 들어있는 식물성지방과 생선을 섭취하는 것만으로도 효과가 있다.

• 혈액순환 관련 질병을 위한 운동

일반적으로 뇌졸중환자와 동맥경화로 인한 쇼크를 경험한 환자는 재발을 우려해 운동이나 활동하는 것을 기피하는 경향이 있다. 그러나 운동이 부족하면 뇌혈류에 저류가 생겨 관련 질병의 재발 가능성이 높아진다. 마비된 사지근육의 위축이 심해지고 관절이 굳어 마비증상이 더욱 심해지므로 약물을 복용하면서 적당한 운동을 해야 한다.

중년 이후의 건강한 사람이나 어느 정도 고혈압이 있는 사람 모두에게 권할만한 운동은 걷기이다. 열심히 걷다보면 서서히 혈압이 떨어지고 기력이 회복되는 것을 느낄 수 있다. 주위의 풍경을 바라보거나 다른 사람의 표정을 살피는 등 여유를 가지고 편안하게 걷는 것으로 걷기운동을 시작한다.

걷는 방법에서 주의해야 할 점은 발의 움직임과 호흡을 일치시켜 리드미컬하게 걷는 것이다. 이렇게 걸으면 피로가 오는 것을 막을 수 있다. 생각했던 것보다 많은 거리를 걸을 수 있다. 바른 자세로 속도감 있게 걸으면 발자국이 좌우대칭으로 생긴다.

걸을 때는 등과 허리를 펴 몸을 바르게 세운다. 똑바로 앞을 응시한 채로 호흡을 걷는 리듬에 맞춰야 한다. 턱을 당겨 약간 숙이고 어깨의 힘을 뺀 채로 팔을 흔들며 걸음은 뒤꿈치부터 착지해야 하며 보폭은 부담이 되지 않는 정도가 적당하다.

처음에는 천천히 걷기 시작해 차츰 속도를 증가시키는 편이 효율적이다. 1회에 걷는 시간은 15~20분이 적당하다. 걷기운동을 막 시작한 사람은 10분 정도 걷고 나서 맥박수를 세어본다. 분당 100~120회 정도가 되면 바람직하다.

연령과 체력에 맞춰 걷는 속도와 거리의 목표를 정해야 하는데 젊은 사람이라면 분당 100m의 속도로 1만보 이상이 적정하나 중·장년층에게는 분당 80~90m 속도로 7,000에서 1만보, 고령자는 분당 60m 속도로 5,000보 정도가 적정하다.

이때 주의할 것은 숨이 차오를 때까지 걷지 말고 피곤하거나 가슴이 뻐근해 오면 곧 멈추어 편하게 쉬도록 해야 한다는 것이다. 땀을 흘린 다음에는 수분공급을 해주는 것이 중요하다. 이때 너무 차갑거나 뜨거운 물을 단숨에 마시는 것은 좋지 않다.

심장에 그다지 부담을 주지 않는 스포츠로 수영을 권한다. 서서히는 운동일 경우는 머리까지 혈액을 보내야 하기 때문에 심장에 부담이 가지만, 수영처럼 누워서 하는 운동일 경우에는 혈압이 낮아도 뇌까지 혈액을 보낼 수 있고 무릎관절이 상하지도 않기 때문이다.

- **뇌졸중 예방을 위한 생활요법**

뇌졸중 환자들에게는 급격한 체온의 변화는 상당히 위험한 부분이다. 목욕을 할 때 이 점은 특히 중요하다. 체온의 변화가 급격하게 변할 가능성이 크기 때문이다. 추운 곳에서 옷을 벗으면 체온이 내려가고 혈관이 오므라들어 혈압이 오르기 때문에 욕실 및 탈의실의 온도를 따뜻하게 유지해 활동을 해야 한다.

또 뜨거운 물에 갑자기 뛰어들어가거나 오랫동안 들어가 있지 않아야 한다. 욕조에 몸을 담글 때는 가슴 부근까지가 좋고 깊이 담근다 하더라도 어깨 정도까지가 바람직하다. 목까지 모두 담그면 심장에 대한 부담이 커져 혈압이 올라가기 때문이다.

배변을 위해 힘을 주는 행위는 혈압이 급상승하는 것을 유발한다. 그러므로 수분 및 섬유질 섭취량을 늘려 변비를 미연에 방지하고 소변을 참는 습관을 없애야 한다. 소변을 참다가 방광이 가득차면 혈압이 올라가는데 이런 상태에서 배뇨를 하면 급격한 혈압저하를 경험해 실신하는 경우도 생긴다.

5. 평생 관리해야 하는 당뇨

- **당뇨란?**

당뇨병(糖尿病)이란 글자의 뜻 그대로 소변이 당, 곧 단맛이 나는 증상이 있는 병이다. 음식물을 통해 섭취된 당질이 제대로 분해되지 않아 혈액 속의 포도당(혈당) 농도가 높다.

물론 정상적인 사람의 경우도 혈액 속에 일정량의 포도당은 들어 있지만, 당뇨병 환자의 경우 여러 가지 원인으로 혈액 중의 혈당농도가 정상인들에 비해 상당히 높아 소변을 통해서도 포도당을 배출한다.

오랜 옛날부터 인간은 당뇨병에 시달려 왔다. 누구라도 당뇨병에 걸리면 입이 마르고 갈증이 나며 자주 배가 고파져서 많이 먹게 된다. 많이 먹으면서도 자꾸만 여위고 몸이 무거우면서 열과 땀이 몹시 난다. 또 식욕이 줄며 기력이 쇠약해져 반신을 잘 쓰지 못하거나 고혈압 등 여러 가지 질환을 유발하는 등의 현상이 일어난다.

심한 경우에는 생명마저 잃는다. 한번 당뇨병에 걸리면 완치는 기대하지도 못한 채 단 하나뿐인 귀중한 생명을 빼앗기는 일을 되풀이 해 온 것이 당뇨병과 우리 인간의 관계였다.

당뇨병은 크게 인슐린 의존형(제1형)과 인슐린 비의존형(제2형), 영양실조형 당뇨병 등 3가지로 분류한다. 우리나라 사람들에게 다발하는 유형은 인슐린의 작용이 떨어져 발병하는 인슐린 비의존형이다. 실례로 전체 당뇨병 환자의 90% 이상이 인슐린 비의존형 당뇨병에 속해 있다.

• 당뇨의 원인과 증상

인류 문명의 발달과 함께 음식문화의 양상이 바뀜에 따라 당뇨병의 발생률이 높아졌다. 우리가 일상적으로 섭취하는 음식은 당뇨병의 발생과 그 경과에 큰 영향을 미치고 있다. 국민소득이 높을수록 당뇨병 발생률은 증가하고 있다.

우리 몸에 필요한 하루의 열량을 어떻게 섭취하느냐 하는 점은 우리의 건강문제와 중요한 관계가 있다. 다른 영양소에 비해 당뇨병과 밀접한 관계가 있는 당질을 많이 섭취하게 되는 경우가 해당된다. 또 필요 이상으로 많이 섭취한 당질을 이용하기 위해서는 그만큼 인슐린에 대한 요구가 높아진다. 이러한 요구에 따라 췌장의 랑게르한스섬膵臟섬 β세포의 활동은 극대화하지 않을 수 없게 된다.

그 결과 당뇨병 소인을 갖고 있는 자는 발병이 빨라지게 된다. 또 당뇨병 환자의 경우에는 병세가 더욱 악화되는 현상이 일어나게 된다.

이처럼 당뇨병은 음식물을 통해 체내에 섭취된 당질을 분해시켜 인체활동에 필요한 에너지원으로 바꾸어주는 인슐린이 췌장기능의 이상으로 만들어지지 않거나 부족해서 발병한다. 일반적으로 당뇨병은 유전적 소인이 크게 영향을 미치는 것으로 알려져 있다. 이외에도 장기간에 걸친 영양부족 현상도 췌장의 베타세포에 손상을 주어 당뇨병을 발생하게 하는 것으로 알려졌다.

최초의 당뇨병 자각증상은 다음多飮, 다뇨多尿, 다식多食의 3다 증상三多症狀이다. 즉 물을 많이 마시고 자주 소변을 보며 쉽게 시장기를 느껴

음식물을 쉴 새 없이 먹는 것이다.

특히 갈증은 가장 많이 나타나는 증상으로 초기의 당뇨병환자는 밤중에 자다가도 목이 말라 잠을 깨는 등 갈증증상이 심하게 나타난다. 이는 당뇨병환자의 경우 혈당이 높고 이에 따라 혈액의 삼투압이 높아지기 때문에 혈액을 묽게 하려고 세포의 수분이 혈액 쪽으로 나와 세포의 수분이 부족해지기 때문이다. 또한 당이 나오기 때문에 신장의 세뇨관 내에 소변 삼투압이 상승, 수분이 계속 소변으로 나오는 것도 갈증을 부추긴다.

당뇨병환자의 약 60%가 3다 증상을 보인다. 당뇨병은 3다 증상 등 병세의 진행결과에 따라 몸무게가 줄어든다. 물론 초기 당뇨병환자는 3다 증상으로 인해 몸무게가 오히려 늘어나기도 하지만 차츰 병이 진행되면서 몸무게가 줄어간다. 정상인의 2~5배에 이르는 배설로 인한 탈수현상에 포도당 대신에 지방분이 소모되어 몸무게는 눈에 띌 정도로 심하게 줄어든다.

당뇨병환자는 쉽게 피로감을 느끼고 전신의 나른함, 특히 하체의 나른함이 심해진다. 이 또한 초기 당뇨병 증상 가운데 하나이다. 격한 일을 한 것도 아니고 지속적인 운동을 하는 것도 아니지만 무력감을 느낀다.

그러나 가장 무서운 것은 당뇨병은 아무런 자각현상이 없다는 점이다. 당뇨병 발병의 약 20% 정도가 무증상이거나 혹은 본인이 인지할 수 없을 정도로 가볍게 나타나 대수롭지 않게 넘기는 경우가 많다.

이러한 경우 치료에 한층 어려움을 겪게 된다.

- **당뇨의 치료 및 식사요법**

현재 당뇨병 치료의 목표는 첫째, 고혈당 등의 이상대사(異常代謝) 상태를 정상화시키고 둘째, 표준체중을 유지하며 셋째, 합병증을 예방하고 이미 발생한 합병증의 진행을 막는 것에 있다.

이러한 목표를 이루기 위한 당뇨병 치료법에는 흔히 3대 요법이라고 하는 약물요법, 식사요법, 운동요법이 있다. 이밖에 인공췌장기요법, 췌도세포 및 췌장이식요법 등이 있다. 이들 가운데 어떤 방식을 선택하느냐는 환자 각자의 증세에 따라 달라져야 한다. 그 선택은 반드시 전문의의 지시를 따라야 한다.

어떤 병에 대한 치료에서도 마찬가지이지만 바깥에서 약을 투여함으로써 치료하는 것보다는 자연의 힘으로 치유할 수 있다면 그것이 순리이며 가장 좋은 치료법이다.

이러한 이유로 당뇨병의 조절에는 식사요법이 가장 중요하며 또 반드시 필요하다. 그러나 이는 특별한 식사를 하는 것이라기보다는 몸 안에서 식사의 양과 질을 조절해 알맞은 시간에 식사함으로써 대사에 무리가 가지 않도록 하는 것이다.

당뇨환자의 식사는 숫자에 의한 식사라고 할 정도로 엄격한 편이다. 개인의 생활내용과 체질에 따라 각기 다른 식사요법을 전문의에 의해 처방받아야 한다. 먼저 하루에 필요한 총 칼로리가 결정되면 이를 당질, 단백질, 지질의 3대 영양소에 고루 배분해 적절하게 분량을 정한다. 당질 섭취량은 제한하되 하루에 100g 이상은 반드시 섭취하도록 한다. 단백질은 몸무게 1kg에 1g 이상 섭취하도록 한다. 그중 3분의 1은 동물성 단백질을 섭취하도록 한다. 나머지는 지질로 배분한다.

인슐린이 부족한 환자의 경우 한 끼 식사량이 많아지면 식후 혈당도 많이 오른다. 그러므로 하루 세 끼 식사량을 줄임으로써 식후 혈당 상승을 낮추고 스낵 등을 이용해 하루 2~3회 간식을 하는 방법이 널리 사용되고 있다. 식사조리 시에는 기름의 사용, 설탕과 소금의 사용을 줄이도록 신경을 써야 한다.

이 밖에도 설탕, 카레, 토마토케첩, 소금, 간장, 인공감미료 등의 사용에 특히 주의해야 하고 담배와 알코올음료, 청량음료와 같은 기호식품의 섭취에도 충분한 주의를 기울여야 한다.

- **당뇨병을 위한 운동**

당뇨병의 운동요법은 식사요법의 경우처럼 운동처방에 의해 이루어져야 한다. 운동처방 전에 고려해야 할 점은 당뇨병의 종류와 증상, 합병증, 체력 등이다. 먼저 운동의 종류를 결정하기 위해 고려해야 할 점은 다음과 같다.

첫째, 운동의 강도를 설정하기 쉬워야 한다.
둘째, 전신의 근육을 사용하도록 해야 한다.

셋째, 장기간 계속할 수 있어야 한다.

넷째, 언제 어느 곳에서나 쉽게 할 수 있어야 한다.

그리고 누구나 할 수 있어야 하며 즐겁게 할 수 있는 운동이어야 한다. 운동의 종류를 특정 짓기 어려운 경우 생활 속에서 운동을 실천하는 방법을 권한다. 버스를 몇 정거장 먼저 내려 걸어가는 방법이나 엘리베이터 대신 계단을 이용하는 방법도 바람직하다.

운동의 강도는 근육세포에 적정한 자극을 줄 수 있는 정도여야 한다. 강도가 너무 세면 혈당값과 인슐린값이 모두 상승해 오히려 좋지 않은 영향을 끼칠 수 있다. 그러므로 소비에너지와 섭취에너지의 균형 유지를 위한 중등도로 강한 운동을 권한다.

중등도 운동의 자각증상은 땀이 조금 나고 심장이 조금 뛰며 함께 운동하는 사람과 대화가 가능한 정도이다. 이러한 정도는 심장, 인대, 관절 등에 부담이 없으며 혈당조절이 악화될 우려도 거의 없다.

운동시간은 생활습관에 따라 결정해야 하지만 식사 후 30분 이내에는 내장에 혈류가 모이므로 운동을 피하는 것이 좋다. 식사 후 30~60분은 소화 및 흡수에 의해 혈당값과 인슐린값이 절정에 달하는 시점으로 운동실시에 적합하다.

특히 식후 고혈당을 운동으로 조절하려고 하는 경우 식사 1시간 후에 20분 운동과 10분 휴식을 3회 반복하면 효과가 있다. 원칙적으로 식사 1시간 전의 운동은 저혈당의 위험이 있으므로 피해야 한다.

운동량은 운동의 강도와 시간의 곱으로 나타낼 수 있다. 환자의 증상이나 조건에 따라 차이가 있지만 하루에 1~3시간 정도 걷기운동을 하는 것이 가장 적당하다. 하루에 1시간 운동하는 것으로 하고 운동량을 운동의 종류로 세분하면 체조 10분, 걷기 등 유산소운동 40분, 아령 등의 근육운동 10분 정도가 바람직하다.

이와 같은 당뇨병에 대한 운동요법에 효과를 기대하기 위해서는 적어도 주3회의 운동이 필요하다. 3일 운동하고 4일 쉬는 것보다 격일 실시가 효과적이다.

걷기, 조정, 줄넘기, 수영, 에어로빅 등 산소를 충분히 들이마셔서 하는 운동인 유산소운동은 당뇨병의 운동요법에 가장 적합한 운동이라고 할 수 있다. 팔굽혀펴기, 복근운동, 노 젓기, 아령운동 등의 정적인 운동은 많은 열량의 소모를 기대하기는 어렵다. 하지만 근력과 근지구력을 향상시키는 데는 좋은 운동이다. 우리 몸의 근육조직을 어깨와 팔, 가슴과 배, 허리, 다리 등의 네 부분으로 나누어 실시하는 것이 좋다. 유연성과 조정력 보강을 위한 운동으로는 체조와 스트레칭 등이 있다. 이는 관절운동에 매우 효과적인 방법이다.

6. 암 예방에 좋은 운동

암은 예방이 가장 중요하다. 또 불가피하게 암이 발생하더라도 조기에 발견만 하면 완치할 수 있다. 즉 암의 약 30%는 예방할 수 있고, 30%는 조기에 발견하기만 하면 완치할 수 있다.

그렇다면 암의 관리는 어떻게 할 것인가?

첫째, 암의 발생 그 자체를 예방하는 1차 예방과 둘째, 조기발견, 조기진단을 중심으로 한 2차 예방 그리고 셋째, 치료 후의 재활을 중심으로 한 3차 예방에 주력하면 어떤 암이라도 충분히 물리칠 수 있다.

1차 예방은 생활환경을 개선해 발암의 위험요인을 제거하는 것이다. 2차 예방은 암의 위험신호나 경고증상이 나타날 경우 지체 없이 병원을 찾고 증상이 없는 건강한 상태라도 40세 이후에는 최소한 매년 1회씩 정기검진을 받아보는 것이 좋다.

이렇게 암을 예방하기 위해서는 무엇보다도 평소에 지속적으로 꾸준히 중등도 강도의 운동을 습관화 하는 것이 중요하다. 지나친 강도의 운동은 피로를 축적해 오히려 몸의 면역력을 약화시키는 원인이 되기도 한다. 하지만 개인에게 적절한 강도의 운동은 근력과 근지구력 등의 기초체력을 증가시켜 보다 높은 삶의 질을 누릴 수 있도록 해주는 것이다.

이때 운동은 유산소운동만 하는 방법 보다는 적절한 정도의 근력운동을 함께 병행해주면 보다 높은 효율을 기대할 수 있다. 평소에는 잘 쓰지 않는 근육에 가벼운 자극을 주는 것만으로도 한층 가볍고 상쾌한 삶을 이어나가는데 큰 도움이 될 것이다.

2 실생활에서 간단하게 실천할 수 있는 운동법

운동에는 수많은 종류가 있지만 그것을 매일 지속적으로 실천하기는 쉽지 않다. 많은 사람들이 운동을 해서 보다 건강한 삶을 누리고자 하는 욕구가 있음에도 불구하고 그를 충족하지 못하는 것에는 실천에 옮기기 어렵다는 이유가 가장 크게 작용할 것이다.

처음부터 거창한 목표를 세우고 그것을 실천하려고 노력하는 것은 상당히 힘든 일이다. 현실에 비해 목표가 너무나 멀기 때문에 보상이 주어지는 기간의 간격도 굉장히 크다. 보상 자체가 현실화되기 어려운 측면이 있기 때문이다. 그러므로 과도한 목표를 설정하는 것은 결코 바람직한 일은 아니다.

국민생활체육협의회는 국민건강증진 프로그램으로 '7330프로젝트'를 제시했다. 건강하고 활기찬 삶을 살기 위해 1주일(7)에 세 번(3) 이상, 매번 30분(30) 이상 운동을 하자는 것이다.

그러나 최소 30분 이상 연속으로 운동을 지속해야 한다는 부담 때문에 이를 꾸준히 실천하는 비율은 의외로 낮다. 이에 따라 새롭게 주목받는 이론이 '7530+'이다. 이는 1주일(7)에 5일(5) 이상, 하루에 30분(30) 이상 운동을 하자는 개념이다.

이때 30분은 한 번에 지속되어야만 하는 것이 아니다. 최소 10분을 기준으로 해서 30분을 몇 차례로 나누어 운동을 하고, 그것이 30분 이상이면 각종 성인병도 예방하고 건강도 지킬 수 있다는 신개념이다.

이 가이드라인은 미국질병통제예방센터가 건강을 위한 운동가이드라인으로 발표한 것으로 강한 체력을 위한 것이라기보다는 일반인의 건강증진을 주목적으로 한 것이다. 운동 강도를 낮추고 빈도를 늘린 것이 특징이다.

　한편 '7515순환운동법'은 국내에서 만들어진 운동법으로 1주일에 5일 이상, 매일 15분 이상 운동하자는 개념이다. '7515'는 10여 개의 동작을 하루 15분씩만 실시해도 현격한 체중감량과 당뇨병의 개선을 보고한 효과적인 운동방법이다.

　박동호 인하대 운동생리학 교수가 고안한 방법으로 다음의 동작을 30초씩 1사이클을 세 번 반복하는 게 15분 순환운동이다.

1. 제자리에서 점프하며 몸 털기
2. 팔굽혀 펴기
3. 제자리 달리기
4. 스쿼트(제자리에 서서 반쯤 앉았다 일어서기를 반복)
5. 제자리 걷기
6. 크런치(윗몸 일으키기와 유사하나 상체를 완전히 올리지 않고 가볍게 들어 올리는 것)
7. 스텝(한발씩 차례로 1계단 오르내리기)
8. 사이드런시(다리를 어깨너비로 벌리고 양발을 한쪽씩 각각 45도 방향으로 내밀기. 이때 앞으로 내민 다리의 무릎은 90도로 굽힌다.)
9. PT체조(양팔, 양다리를 동시에 벌렸다 차렷 자세로 했다를 반복)
10. 배근운동(엎드린 상태에서 상체, 하체를 들어올렸다 내리기)

스트레칭은 배우기 쉽다. 그러나 간혹 잘못된 방법으로 스트레칭을 하는 경우가 있다. 뻗고 있는 근육에 주의를 집중하면서 느긋하고 지속적으로 스트레칭을 해야 한다. 그런데 많은 사람들이 위아래로 급히 움직이거나 통증을 느낄 때까지 스트레칭을 한다. 이런 방법으로 하면 얻는 것보다 잃는 것이 더욱 많을 수가 있다.

스트레칭을 시작하고 난 후 10~15초는 가볍게 움직여 주는 것이 좋다. 가벼운 스트레칭은 경직된 근육을 풀어주고 본격적으로 스트레칭 할 수 있도록 근육조직을 단련시킨다. 가벼운 스트레칭으로 몸을 풀고 나면 조금 난이도를 높인다.

그러나 역시 급히 움직이는 것은 삼가고 가벼운 스트레칭을 할 때와 마찬가지로 근육이 땅김을 느낄 때까지 조금만 더 움직여 준 다음 10~20초 동안 그 상태를 유지한다. 고통을 참고 하는 것은 안 하는 것만 못한 것이므로 주의한다. 유의할 것은 스트레칭을 하면서 반드시 호흡을 해야 한다는 것이다. 스트레칭을 하면서 숨을 멈추는 것은 매우 잘못된 방법이다. 스트레칭을 할 때에는 마음속으로 숫자를 세면서 근육의 팽팽함을 느끼도록 한다.

헬스장 에티켓 ②

헬스장을 마치 전세를 낸 것처럼 옆 사람은 신경 쓰지도 않고 막무가내로 행동하는 사람이 있다. 기구를 함부로 다뤄서 쿵쿵 소리를 내는가 하면, 혼자 운동을 다하는 것 마냥 큰 소리로 깡깡대기도 하고, 휴~휴~ 하면서 요란하게 소리를 내는 사람이 있다. 또 사용한 운동기구를 제자리에 갖다놓지 않고 아무 곳에나 내팽겨쳐 두는 사람도 있다. 모두 옳지 못한 행동들이다. 남을 배려하는 운동습관과 에티켓을 지키는게 중요하다.

PART 6

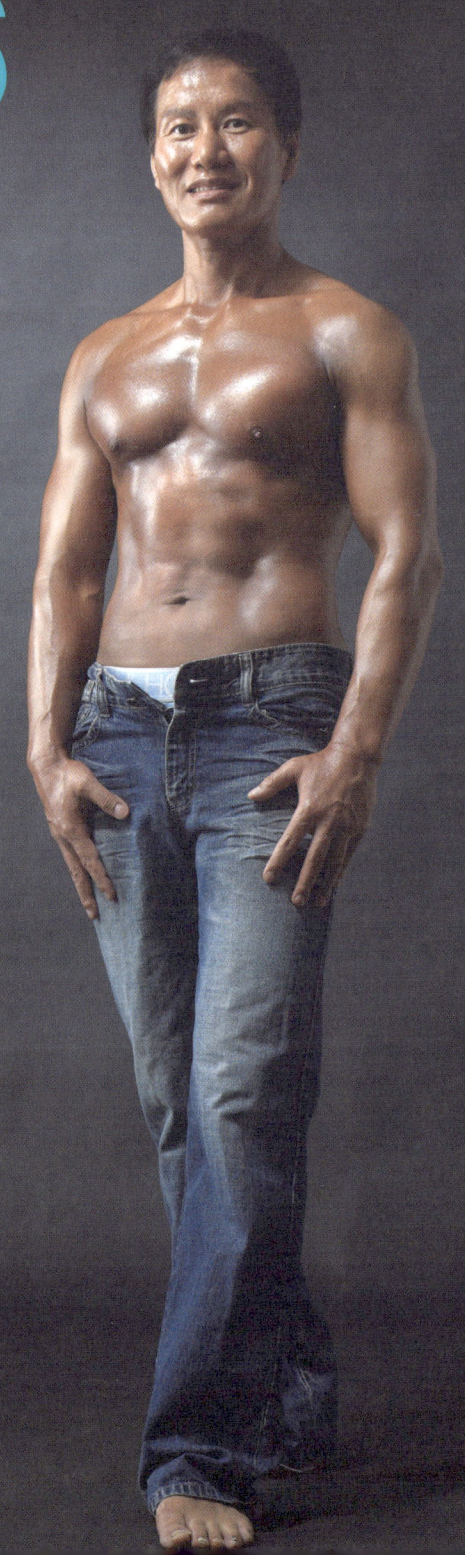

창조건강 고민해소 프로그램

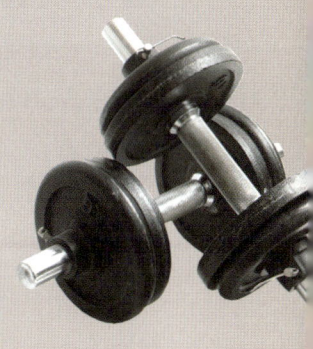

::
1. 프로그램 만들기의 원칙을 안다
2. 실전 프로그램

1 프로그램 만들기의 원칙을 안다

나에게 적합한 운동을 하기 위해서는 자신의 신체적 특성에 맞는 적절한 운동프로그램을 만들어야 한다. 개인의 나이, 체력, 체격, 유연성 등을 고려해 운동의 종류와 형식을 선택한 다음 자신에게 가장 효과적인 운동 강도와 운동시간, 운동 빈도를 설정한다.

따라서 제일 먼저 사전검사, 의학검사, 운동부하 검사, 근·관절기능 검사 등을 통한 체력진단을 해야 한다. 사전검사는 생활습관, 운동습관, 식생활습관을 점검하며 의학검사에서는 소변검사, 혈액검사, 심폐기능을 살펴본다.

체력검사에서는 심폐지구력, 근력, 근지구력, 유연성, 민첩성, 순발력 등을 검사하고, 근관절 기능검사에서는 근력, 근지구력의 발달특성을 분석하며 관절상태를 판단한다. 또한 운동부하검사를 통해 최대·최하운동능력, 최대산소섭취량, 적정운동 강도, 최대심박수, 운동 중 심전도, 혈압 등을 검사한다.

이 검사결과들을 평가하고 분석한 후 운동프로그램을 구성하도록 한다. 또한 추위, 더위, 습기 등의 날씨와 환경조건에 따라 운동프로그램을 수정하고 운동계획을 조정할 필요가 있다. 운동프로그램을 실시한 후에 운동프로그램 실천에 의한 효과정도를 검증한 후, 운동프로그램이 적합하지 않은 경우 재조정이 필요할 경우 부하, 빈도, 시간을 조절하는 재조정 절차를 거쳐야 한다.

운동프로그램은 건강을 해치지 않고 안전하게 행할 수 있는 운동들로 구성돼야 한다. 운동효과가 나타나야 하고 자신이 즐겁게 할 수 있는 운동이어야 한다. 운동의 효과는 운동 강도, 운동시간, 운동 빈도를 어느 정도로 하느냐에 따라 다르게 나타나는 것으로 이를 점진적으로 증가시킬 필요가 있다.

운동 강도는 개인의 체력수준을 고려해 결정한다. 운동프로그램 구성 시 가장 중요한 요건이다. 운동 강도는 운동의 힘든 정도로 단위 시간당 수행된 운동량이 많을수록 운동 강도는 더 커진다. 운동 강도는 운동 형태에 따라 다르게 적용되며 동일한 운동이라도 목적과 상황에 따라 다르게 정해질 수 있다.

운동프로그램을 만들 때 먼저 운동의 목표를 체력 향상에 둘 것인지 근육을 만들 것인지 다이어트에 둘 것인지에 따라서도 운동의 성격이 달라지므로 목표를 명확하게 세우고 이를 효율적으로 달성하기 위한 계획을 수립해야 한다.

앞에서 언급했듯이 계획을 수립할 때는 자신의 체력적 특성, 건강 상태 등을 정확히 파악한 후 프로그램의 내용을 구성해야 한다. 운동프로그램은 보통 3~4단계로 구성된다.

1단계

도입으로 목표를 달성하기 위한 구체적인 내용을 상세히 파악하고 도전정신을 고취하는 단계이다.

2단계

준비운동으로 심장이나 근육에 점진적인 자극을 주면서 혈액과 근육의 온도를 향상시켜 각 기관의 운동능력을 향상시키는 단계이다. 이 단계는 신체의 체온을 올려 근육의 긴장을 풀어주어 앞으로의 운동에 따른 상해를 방지하는 역할을 하므로 반드시 실시해야 한다. 대부분의 헬스클럽에서는 실내 자전거를 타거나 러닝머신 혹은 조깅, 줄넘기 정도를 할 수 있다. 준비운동은 낮은 강도로 15~20분 정도로 충분하게 실시해야 하며 마지막 5~10분 정도는 본 운동을 최적화시켜줄 수 있는 준비운동을 포함해야 한다.

3단계

본 운동으로 운동의 목표에 따라 가장 적합한 프로그램으로 실시하도록 한다. 근육강화운동, 유산소운동, 스트레칭운동의 신체단련 구성요소를 반드시 포함하도록 하며, 운동은 각각 조화되어 최고의 운동효과를 만들어 낼 수 있도록 해야 한다.

스트레칭은 근육의 긴장을 풀어주고 혈액순환을 촉진시켜 유연성을 길러주도록 구성돼야 한다. 특히 준비운동이 끝나면 몸이 부드러워지는데 이때 각 관절부위를 잘 풀어주면서 스트레칭을 실시하면 효과를 크게 얻을 수 있다.

유산소운동은 몸 안에 저장되어 있는 지방을 연소시켜 심장과 폐를 단련시키는데 최적화될 수 있도록 해야 한다. 보통 많은 사람들이 준비운동이나 정리운동으로 유산소운동을 한다. 이것도 가능하지만 정확한 효과를 보려면 20분 이상의 유산소운동을 행하는 것이 좋다. 하지만 너무 강하고 격렬한 유산소운동은 오히려 산화물질free radicals을 만들어 몸을 상하게 하고 몸에 무리를 주기 때문에 너무 힘들지 않는 정도로 해야 한다.

근육강화운동은 근육을 탄탄하고 강하게 단련시킬 수 있도록 구성돼야 한다. 근육강화운동은 자신에게 맞는 빈도 및 강도와 운동량을 계산해서 프로그램을 구성해야 한다. 반드시 회복시간을 고려해 피로를 적절히 조절해야 효과를 얻을 수 있다.

피로와 회복시간을 고려할 때 매일 운동하는 것보다는 1주일에 2~4번 정도 운동하면서 휴식시간을 갖는 것이 바람직하다. 근육강화운동은 보통 30분 정도가 적절하나 개인차에 따라 조절을 해야 할 필요가 있다.

개인의 능력치를 넘어서서 오버 트레이닝을 할 경우 오히려 몸을 손상시키기 때문에 약간 힘든 정도로 기준을 잡고 운동하도록 한다. 근육강화운동은 근육에 저항을 가해 운동의 효과를 얻는 과부하의 원리, 점차로 운동부하를 높여가는 부하점증의 원리, 필요한 근육의 발달에 집중하는 특수성의 원리, 개인차에 따라 부하를 조절하는 개별성의 원리, 다양한 운동과 부하를 변화시키는 다양성의 원리, 자신이 운동의 필요성을 이해하고 근육을 인식하는 자각성의 원리를 활용해 개인에게 최적화된 프로그램을 만들어야 한다.

4단계

정리운동 단계로 본 운동을 행한 후에는 원래의 생리적, 심리적 상태로 돌아가기 위해 운동량을 감소시키는 단계이다. 정리운동은 운동 중에 몸속에서 발생되어 혈액에 축적된 젖산의 분해를 가속화시켜 피로물질을 없애준다.

만약 정리운동을 하지 않는다면 다음날 피로감을 느끼고 독소물질에 의해 신체가 손상을 입게 되므로 정리운동은 반드시 실시해야 한다. 정리운동은 보통 준비운동의 역순으로 실시한다. 가벼운 유산소운동을 하는 것이 좋다. 제일 권장되는 운동은 가볍게 걷는 운동이고 후에 스트레칭을 통해서 근육을 이완시키고 풀어주도록 한다.

이를 바탕으로 대강의 프로그램의 시간과 순서를 정리해보면 준비운동으로 유산소운동을 10분 정도 실시한 후, 관절을 푸는 스트레칭을 10분 동안 실시하고, 30분의 근육강화운동을 실시한 다음 마지막 정리운동으로 가볍게 걷기를 10분 정도 하는 것이다.

2 실전 프로그램

프로그램 1 – 살을 빼자(유산소운동을 메인으로)

과체중의 경우 지속적인 유산소운동을 통해 체지방을 태우고 전신 근육을 골고루 키워 기초 체력을 증강하는 것이 운동의 핵심이다. 3개월 달리기, 2주 걷기를 본 운동으로 하고, 추가적인 유산소운동과 근력운동을 병행하도록 한다.

인터벌 트레이닝Interval Training과 서킷 트레이닝Circuit Training을 이용하는 것도 효율적인 방법이다. 인터벌 트레이닝은 구간을 정해놓고 힘든 과정과 쉬운 과정을 반복함으로써 운동 강도와 시간을 조정하는 유산소 운동법이다. 운동과 불완전 휴식을 반복하는 것으로 5분은 5km로 걷고 5분은 8km로 가볍게 뛰는 과정을 6번 반복해 30분의 유산소운동을 행하는 것을 그 예로 들 수 있다.

인터벌 트레이닝의 경우 강도와 시간을 곱한 운동량이 늘어 칼로리의 절대 소모량을 늘릴 수 있으며 심폐력과 근지구력을 키울 수 있다. 특히 기초체력이 있고 운동을 싫어하지 않고, 강도가 일정한 러닝이나 파워워킹에 싫증이 난 경우에는 인터벌 트레이닝을 적용하는 것이 효율적이다.

무엇보다 낮은 강도의 운동임에도 불구하고 산소섭취량이 높아 일반적인 운동법보다 살 빼는데 약 3배 정도 높은 효과를 볼 수 있다. 하지만 기초체력이 떨어지고 하체근력이 약한 경우는 효과가 떨어질 수 있다. 또한 인터벌 트레이닝은 체지방 감량에만 도움을 주므로 근육량 감소를 막기 위해 웨이트 트레이닝을 병행하는 것이 좋다. 서킷 트레이닝이란 전신근육을 골고루 운동시켜 열량소비를 늘리고 기초체력을 보강하는 운동법으로 서킷을 구성해 반복하는 방식으로 30~40분 정도 한다.

유산소운동에 파워워킹과 조깅, 줄넘기 트레이닝을 이용하는 방법도 있다. 파워워킹과 조깅은 어렵지 않아 누구나 쉽게 할 수 있으며 체지방 감량에 효과적이다. 그러나 단순하고 반복적이라 지루할 수 있기 때문에 줄넘기 등의 운동을 병행하는 것이 바람직하다. 파워워킹이 조깅보다 열량소비가 비교적 적은 편이므로 파워워킹의 운동시간이 조깅의 운동시간보다 길게 설정하는 것이 좋다.

파워워킹은 전신을 최대한 많이 움직여 열량소비를 높인다. 팔꿈치를 90도로 구부린 채 가슴근육이 땅길 정도로 양팔을 앞뒤로 많이 흔들면서 팔 움직임을 크게 한다. 팔꿈치를 좌우로 돌릴 경우 척추에 무리를 주기 때문에 어깨를 중심으로 앞뒤로 흔들어야 한다.

팔을 크게 흔들수록 보폭도 자연스럽게 넓어지게 된다. 다만 보폭을 넓게 하는데 초점을 두기 보다는 속도를 빠르게 하는 것이 중요하다. 시간당 6.4~8km의 속도를 일정하게 유지하며 등과 허리를 펴고 복부에 힘을 주어 긴장감을 유지해 걷도록 한다.

시선은 10m 앞의 지면을 바라보고 다리는 발 앞부분부터 힘을 주어 발바닥의 대각선 방향으로 체중을 전달하면서 무릎을 펴고 걷도록 한다. 보폭은 자신의 키에서 100을 뺀 수치가 적당한데 보통 천천히 걷는 걸음보다 길게 하면 된다.

파워워킹은 심폐기능의 향상을 가져와 산소의 섭취능력을 개선시킨다. 또한 고혈압을 개선해 정상혈압으로 유지하도록 해주며 혈당조절, 다리와 허리의 근력강화, 골밀도의 강화 등의 효과가 있다. 무엇보다 체지방 감소에 가장 효율적인 운동이다.

만약 유산소운동을 처음 실시하는 경우라면 초기 4주 동안에는 운동을 30~60분 정도로 주3회 실시하고, 5주부터 주5회의 운동을 하는 것이 바람직하다. 유산소운동도 점진적으로 운동거리와 시간을 증가시키는 것이 바람직하다.

또한 파워워킹을 실시하기 전에 근육과 관절을 풀어주는 준비운동을 꼭 해야 한다. 근육과 관절을 풀어주는 체조나 스트레칭을 실시 한 후 제자리 걷기로 워밍업을 3분 정도 실시하는 것이 바람직하다.

준비운동을 해야 부상을 방지하고 효율적인 운동을 할 수 있기 때문이다. 파워워킹을 하고 난 후에는 숨 고르기 운동과 스트레칭을 해서 정리운동을 실시해야 한다. 정리운동은 근육의 피로해소를 돕고 신체를 안정시키는데 도움이 되기 때문이다.

조깅의 경우도 파워워킹과 마찬가지로 준비운동과 정리운동을 모두 실시하는 것을 기본으로 운동거리와 운동시간을 증가시키도록 한다. 조깅은 유산소운동의 대표적인 운동으로 체내 지방을 연소하는데 효율적이며 심폐기능 향상에 좋은 효과를 준다.

팔꿈치를 90도로 굽힌 상태로 운동하는 것은 파워워킹과 같지만, 어깨를 축으로 해서 앞뒤로 가볍게 흔든다는 점에서 차이가 있다. 양손은 가볍게 말아 쥐고 가슴과 허리는 곧게 펴고 배에 힘을 줘야한다. 척추를 곧게 펴야 다리로부터 전해지는 충격을 완화할 수 있기 때문이다.

달리기 시작하면 상체를 앞으로 약간 기울여 운동을 쉽게 할 수 있도록 한다. 발이 뒤꿈치부터 지면에 닿도록 무릎을 곧게 펴고 발이 이동하는 과정은 부드럽게 이어지도록 한다. 발을 지면에서 뗄 때는 지면을 차지 말고 무릎을 가볍게 끌어올리듯이 한다.

파워워킹과 조깅뿐만 아니라 사이클과 수영을 통해서도 유산소운동을 할 수 있다.

자전거 타기는 파워워킹이나 조깅에 비해 운동 강도가 낮기 때문에 운동거리와 시간을 지키며 운동하는 것이 중요하다. 이때 목표 심박수의 60% 이상을 유지하도록 한다.

수영은 상체와 하체의 근육을 발달시키고 심폐기능을 향상시키며 근관절 질환을 예방할 수 있다. 또한 물속에서는 체온을 유지하고 활동하는데 육지에서보다 더 많은 열량이 필요하므로 열량의 소비 면에서 효과적인 유산소운동이다. 수영은 운동 강도가 너무 낮으면 운동의 효과를 얻을 수가 없고, 운동 강도가 너무 높으면 운동 중에 상해가 발생할 위험이 높으므로 점차 운동거리와 시간을 늘려 나가도록 한다.

또한 줄넘기와 파워워킹을 병행해 실시할 수도 있다.

근육 트레이닝을 조합해서 요요현상을 예방

운동을 통해 지방을 줄이고 근육을 키워 살을 빼는 것이 아니라면 요요현상이 온다. 꾸준한 운동을 해야만 요요현상이 오지 않는다. 그러므로 몸을 만드는 과정을 장기간의 마라톤으로 보고 궁극적으로 체지방을 줄이고 근육량을 증가시키도록 근육 트레이닝을 실시해야 한다.

　근육에 일정한 부하를 가해 운동을 하면 근력은 향상된다. 기초대사량도 높여 체지방의 감소도 가져온다. 근육 트레이닝의 경우에는 반드시 자신에게 맞는 프로그램으로 적당한 중량과 빈도를 이용해 실시하도록 한다. 근육의 피로를 풀어주기 위해 휴식을 취해야 한다. 근육 트레이닝의 경우 보통 1~2주는 근력개선을 목표로 두고, 3~4주는 근지구력 개선을 목표에 두며, 5~6주는 근육의 비대 및 체지방의 감소를 목표로 한다.

- 벤치 프레스

① 벤치에 등을 대고 눕는다. 양팔을 어깨너비만큼 벌리고 바벨이 자신의 가슴 정중앙에 오도록 한다.

② 바벨을 어깨너비보다 넓게 잡는다. 좌우 끝부분부터 동일한 간격만큼 떨어지게 잡도록 한다.

③ 손과 팔꿈치가 일직선이 되도록 유지하면서 바벨을 가슴 중앙으로 내린다. 바를 내릴 때는 항상 바벨의 위치가 목을 향하는 것이 아니라 가슴 중앙을 향해야 한다.

④ 근육 트레이닝 시 근육이 수축할 때 숨을 내쉬어야 하므로 숨을 내쉬면서 양팔에 동일한 힘을 주어 팔을 직선으로 뻗어 바벨을 밀어 올린다.

※ 허리는 지나치게 들어 올리지 않도록 엉덩이와 어깨, 머리 뒤쪽이 패드에 떨어지지 않도록 밀착시킨다. 힘의 부족으로 바벨을 올리지 못해 목이나 가슴에 바가 놓일 경우에는 주위에 도움을 요청한다. 가슴 근육의 자극을 느끼며 운동한다.

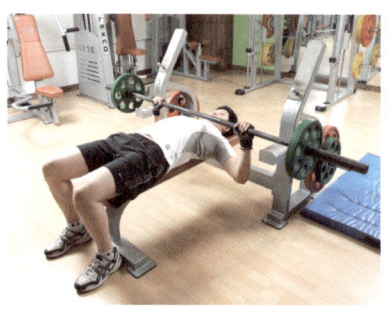 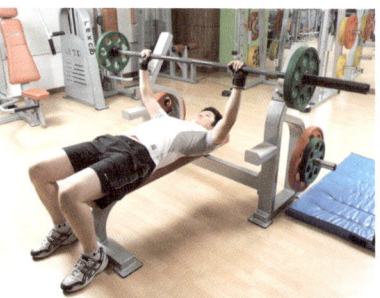

- **시티드 레그 프레스**

① 자신의 목표 중량에 맞도록 설정하고 중량 핀이 제대로 고정됐는지 확인한다.

② 엉덩이와 등, 어깨가 패드에 밀착되도록 앉는다. 양쪽 핸들을 단단히 잡는다. 이때 양발의 간격을 어깨너비로 벌리거나 어깨너비보다 조금 더 넓게 벌려 발바닥 전면을 발판에 댄다.

③ 숨을 내쉬면서 발판을 밀어 무릎을 완전히 편다.

④ 상체를 그대로 고정시킨 상태에서 허벅지 앞쪽의 이완을 느끼며 무릎관절이 90°가 될 때까지 구부려 돌아온다.

⑤ 발뒤꿈치 쪽으로 힘을 주어 다리를 펴면서 발만을 민다. 이 동작을 반복한다.

※ 반드시 상체를 등받이에 밀착하고 발판에 발끝만 대는 것이 아니라 발바닥 전체를 밀착해야 한다. 무릎의 위치가 발끝을 넘어서지 않도록 주의하며 무릎을 무리하게 펴면 관절에 무리가 올 수 있으므로 여유를 두고 펴도록 한다.

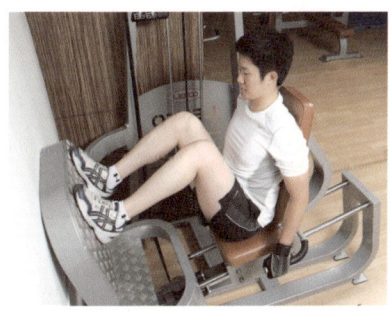 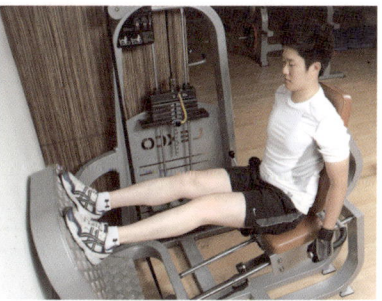

- 랫 풀 다운

① 양발을 어깨너비로 벌리고 풀 다운 스테이션의 바를 어깨 너비보다 넓게 벌려 잡는다. 가슴과 등을 곧게 펴고 앉는다.

② 상체를 뒤로 조금 젖힌 자세에서 숨을 내쉬면서 팔과 어깨 근육만으로 바를 쇄골까지 내린다. 체중을 이용하거나 반동을 이용할 경우 순수 근력운동이 되지 않으므로 체중과 반동을 이용하지 않도록 한다.

③ 몸을 고정시킨 상태에서 천천히 팔을 뻗어 원위치로 돌아간다. 급격히 원위치로 돌아올 경우 근육과 인대에 손상을 줄 수 있으므로 주의한다.

※ 횟수보다는 팔꿈치를 수직으로 당기는 근육의 느낌에 집중하며 잡아당긴다.

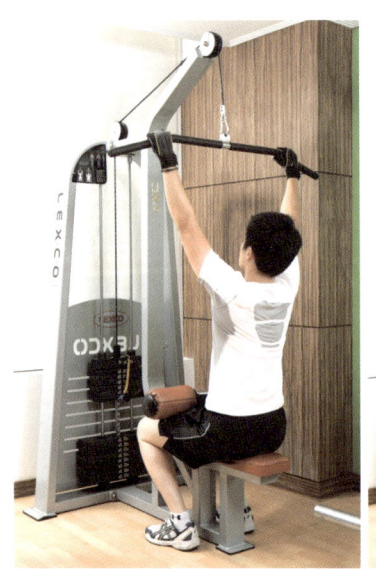 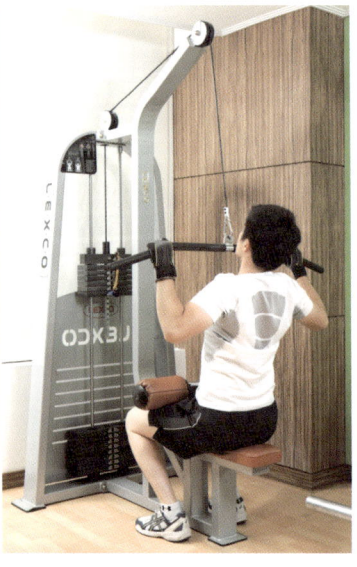

- **레그 컬**

① 레그 머신에 롤러패드가 발뒤꿈치에 닿도록 배를 밀착시켜 엎드려 양다리를 편다. 지지대 밑부분에 발목부분을 가져다대고 양손으로 바를 단단히 잡고 시선은 바닥을 향한다.

② 숨을 내쉬면서 허벅지 뒤쪽 근육을 이용해 무릎을 구부려 엉덩이 쪽으로 힘껏 당긴다.

③ 숨을 들이쉬며 대퇴 이두근의 이완을 느끼며 천천히 무릎을 펴 원위치로 돌아온다.

※ 무릎을 굽혔다 펼 때 반작용으로 갑자기 펴지지 않도록 하며 배와 허리가 운동 중에 밀착되도록 한다.

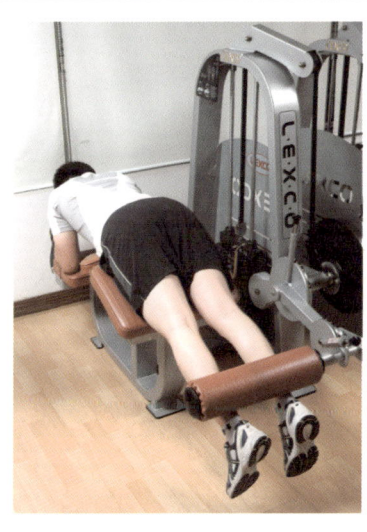 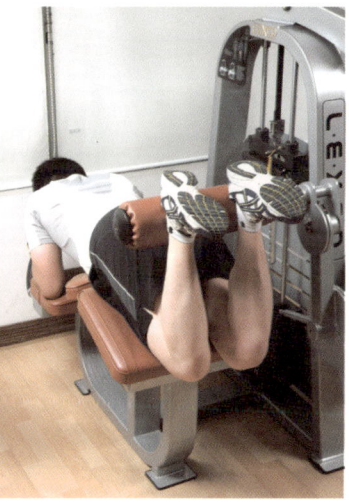

• 레그 익스텐션

① 허리를 펴고 엉덩이와 등을 등받이에 밀착시켜 앉는다. 양쪽 핸들을 단단히 잡는다. 발등을 최대한 앞쪽으로 당겨 붙여 발목을 롤러패드에 고정시킨다.

② 숨을 내쉬면서 허벅지 앞쪽 근육의 수축을 느끼며 무릎을 힘껏 편다. 상체의 움직임을 최소화하면서 허벅지 근육을 이용해 롤러를 들어 올리는데 근육에 힘을 줄 때이므로 빠른 속도로 실시해야 한다.

③ 최대한 다리를 올린 상태에서 잠시 멈췄다가 천천히 구부려 처음 자세로 돌아간다. 다리를 내릴 때에는 근육이 수축되는 느낌이 사라지지 않는 범위까지만 내린다.

※ 지지대의 높낮이를 자신의 발목 중앙에 위치하도록 조정해야 하며 운동을 실시하는 동안 등과 허리를 패드에 밀착시킨다.

• 싯업

스테이션의 경사도를 정하고 무릎을 굽힌 상태로 지지대에 다리를 끼고 눕는다. 경사도는 개인에게 적합하게 조절하는데 체중이 많이 나가는 경우는 초보자와 동일한 수준에서 시작한다. 초보자나 과체중인 사람은 경사도가 없는 편평한 위치에서 실시하고 중급자 이상인 경우에는 1단계 이상 자신에게 적합한 수준에서 실시한다.

① 다리의 각도가 90도가 되도록 다리 받침대의 길이를 조정하고 양손은 교차해 가슴에 올려놓거나 깍지를 껴서 이마에 둔다.

② 숨을 내쉬면서 배에 힘을 주고 정지하거나 복직근에 집중하면서 상체를 일으킨다. 상체를 많이 일으킬 수 있다면 좋지만 개인의 근력수준에 맞는 위치까지 도달하도록 한다. 단 팔꿈치가 무릎에 닿기 전까지만 상체를 일으켜 최고 지점에서 잠깐 멈춰 근육이 수축하는 것을 느낀다.

③ 천천히 배에 힘을 빼고 원 위치로 돌아온다.

※ 반동을 주거나 양손을 깍지 끼어 뒤통수에 대고 머리를 당기는 힘으로 일어나지 않도록 한다. 이는 목과 허리에 과도한 힘을 가해 근육이 늘어나거나 척추 상해를 입을 가능성이 있기 때문이다. 내려갈 때 등이 둥글게 말리지 않고 펴지면 허리에 무리가 가므로 주의한다.

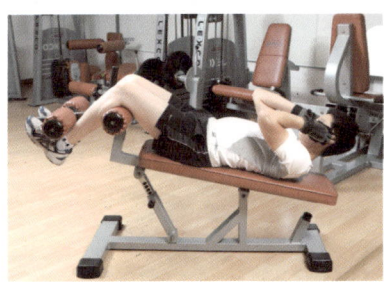 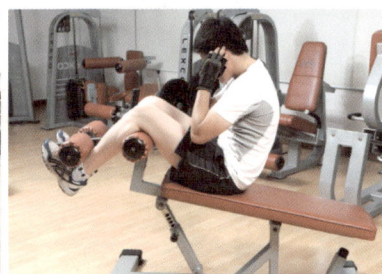

- **케이블 프레스 다운**

① 다리를 어깨너비 만큼 벌리고 팔을 옆구리에 붙인 상태에서 손등이 위로 향하도록 어깨너비 간격으로 바를 잡는다. 팔꿈치를 구부려 90~100도 정도가 되도록 한 뒤 상체는 약간 앞쪽으로 기울인 자세를 취한다.

② 삼두근을 충분히 수축시키면 천천히 바를 대퇴부 앞쪽으로 밀어 내린다. 최고 지점에서 잠깐 멈춰 근육의 수축을 느낀다.

※ 허리는 일직선을 유지하고 팔꿈치는 옆구리에 고정한다. 팔을 펼 때는 최대한 펴주고 이완할 때는 90~100도의 각도를 유지한다. 동작 시 손목이 많이 꺾이면 손목부담이 늘어나기 때문에 손목에 힘을 주어 많이 꺾이지 않도록 하며 반동을 쓰지 않도록 한다.

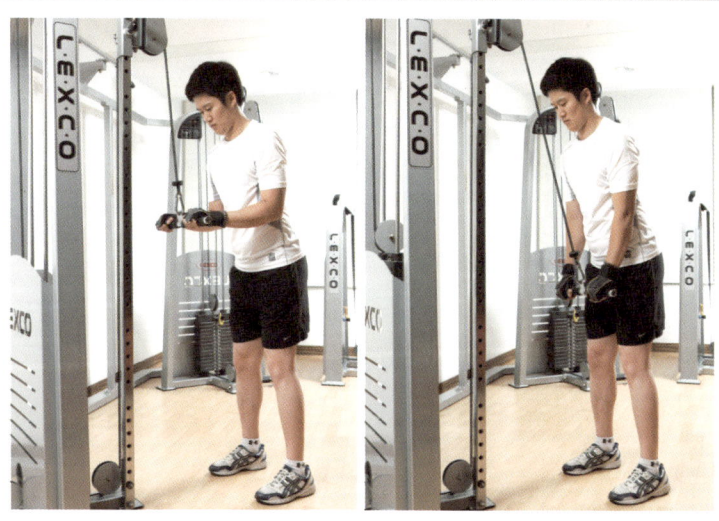

- **맨손 스쿼트**

① 다리를 어깨너비 만큼 벌리고 똑바로 선다. 양손은 앞으로 뻗어서 어깨와 수직을 이루도록 한다.

② 무릎이 발끝보다 앞으로 나오지 않게 유의하며 엉덩이를 뒤로 밀어 내린다는 느낌으로 무릎이 90도가 될 때까지 앉는다. 상체를 약간 앞으로 기울이고 허리를 편 상태로 행하도록 하며 시선과 가슴은 정면을 향한다.

③ 천천히 일어나서 처음 자세로 되돌아온다.

※ 앉는 동작에서 엉덩이의 위치가 충분히 뒤로 가며 무릎이 발끝을 넘어서는 안된다. 상체를 너무 많이 숙이면 허리에 부담이 가 허리근육이나 척추 디스크에 상해를 입힐 수 있다. 따라서 허리를 일직선으로 유지하면서 상체를 가볍게만 숙여주도록 한다.

- **스탠딩 바벨 컬**

① 양발을 어깨 너비만큼 벌리고 두 손은 어깨너비로 벌려 손바닥이 얼굴 쪽을 향하도록 바벨을 잡고 선다.

② 호흡을 내쉬며 상체의 움직임 없이 이두근의 힘으로 팔꿈치를 접어 올린다. 정점에서 잠시 멈춰 이두근을 강하게 수축시키며 팔꿈치가 앞으로 나오지 않도록 몸 옆에 고정한다.

③ 호흡을 들이쉬며 이두근의 이완을 느끼며 천천히 팔을 편다.

※ 상체와 팔꿈치를 고정시켜야 하며 등이 굽지 않아야 한다. 구부릴 때는 빠른 속도로 당기고 바를 들어 올릴 때 몸의 반동을 이용해서는 안 된다. 손목에 힘을 주어 손목이 꺾이지 않도록 한다.

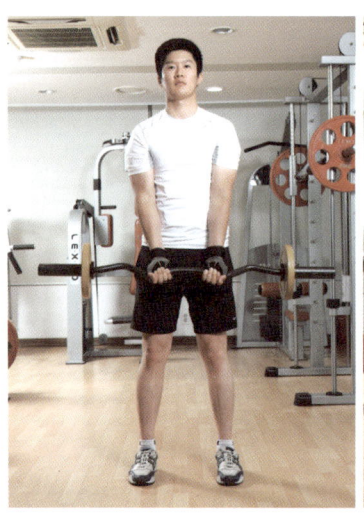 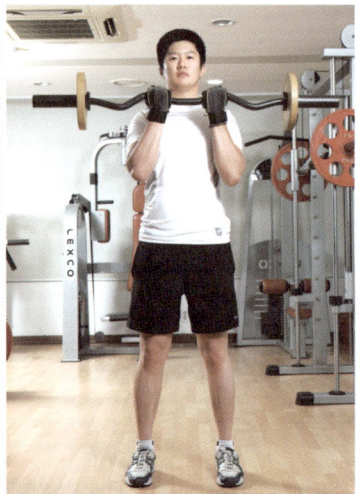

- **라잉 트라이셉스 익스텐션**

① 벤치에 누워 양팔을 10~15cm, 대강 얼굴너비 정도로 벌려서 바를 잡는다. 바를 구부려 이마 위로 올린다. 이때 손바닥은 위쪽을 향하도록 하고 팔은 머리 쪽에 위치하도록 한다.

② 팔꿈치와 팔 위쪽은 고정시키고 삼두근의 힘으로 바가 이마 위로 내려올 때까지 서서히 팔꿈치를 구부린다.

③ 삼두근의 수축을 느끼면서 팔을 위로 뻗어 올린다. 이때 팔과 몸은 직각을 이루도록 한다.

※ 바가 얼굴 위로 내려오지 않도록 주의하며 팔꿈치는 어깨와 수직이 되기보다는 머리 쪽에 가깝게 위치시킨다. 바를 잡을 때는 양 팔꿈치의 너비가 어깨너비를 넘지 않도록 해 팔꿈치의 움직임을 최소화한다.

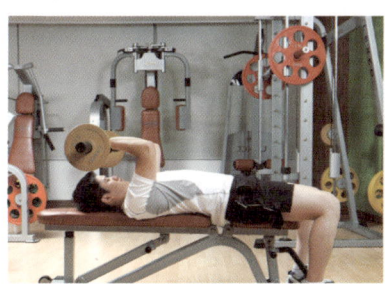
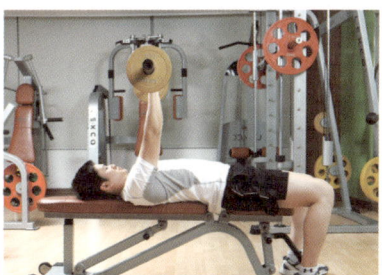

프로그램 2 – 배가 들어가고 역삼각 체형으로(복근운동프로그램)

잦은 회식, 불규칙한 식사, 매일 8시간씩 앉아만 있는 사무실 생활 등으로 생긴 남자의 뱃살은 더 이상 남자의 훈장이 아니다. 요즘은 남자의 뱃살에 관련된 책만 수십 권이며 이는 그만큼 남자의 뱃살도 이제 자기관리의 한 부분이라는 것을 의미한다. 보기 싫은 뱃살을 없애기 위해서 자신에게 적합한 웨이트 트레이닝을 통해 복근을 만들 필요가 있다.

복부근육은 상체를 앞으로 수그릴 때 사용하는 복직근, 상체를 앞과 옆으로 구부릴 때 쓰는 복횡근, 상체를 좌우로 돌릴 때 쓰는 외복사근과 내복사근으로 구성되어 있다. 이들을 고루 운동해줘야 복근을 만들 수 있다.

복부운동은 쉬는 시간은 짧게 줄이고 동작을 천천히 반복해 복부의 긴장감을 오래 유지하는 것이 중요하다. 복부는 다른 부위에 비해 체지방이 쉽게 쌓이기 때문에 운동을 거르지 않고 하는 것이 중요하다. 보통의 근육 트레이닝은 주3회 정도로 실시하는 것이 효과적이지만 배 근육은 피로 회복의 주기가 짧아 매일 단련해도 된다.

복부는 그만큼 지방이 쉽게 쌓이지만 쉽게 빠지는 부위이기도 하기 때문에 근력운동과 더불어 유산소운동을 병행하면 좋은 결과를 가져올 수 있다. 특히 체지방이 감소되지 않은 상태라면 복부운동 후 적어도 30분의 유산소운동을 실시해야 효율적인 복부운동이 된다.

복부운동은 강도가 높기 때문에 처음 2주간은 모든 운동을 2세트씩 실시하고 3주차부터는 3세트씩 실시하도록 한다. 또한 복부운동은 쥐어짜낸다는 느낌으로 복부의 긴장감을 계속 유지하면서 동작을 연속적으로 실시하는 것이 좋다.

세트 사이에 10초, 다음 운동으로 넘어갈 때는 30초 정도만 휴식을 취하도록 한다. 무엇보다 바른 자세로 목표근육의 정확한 자극을 느끼면서 운동하는 것이 중요하다. 빠른 속도로 운동하는 것에 중점을 두는 것이 아니라 천천히 하는 운동으로 복부 안쪽의 복횡근까지 자극하는 것이 바람직하다.

또한 복부운동을 할 때는 호흡을 의식해야 한다. 숨을 들이마실 때 배를 수축하면 트레이닝의 효과가 커진다. 주의할 점은 복부운동은 허리와 목에 통증을 가져오기 쉬우므로 복부운동을 강화하기 위해 등과 허리근육의 힘을 키우는 것도 중요하다. 반드시 운동 전에 등과 허리부분의 스트레칭을 해야 한다. 운동이 끝난 후에도 스트레칭을 해서 근육의 긴장을 풀어주도록 한다.

- 크런치

① 바닥에 등을 대고 누워 무릎을 구부린다. 양발은 90도를 유지하며 바닥에 수평으로 놓고 목과 어깨는 살짝 들어준다. 목은 힘을 빼고 두 팔은 무릎 쪽으로 일자로 쭉 뻗거나 깍지를 껴 이마에 두도록 한다.

② 숨을 내쉬면서 상복부의 자극에 집중하며 복부의 힘만을 이용해 상체를 들어올린다. 몸을 완전히 고정시킨 상태에서 어깨만 들어 올리도록 한다. 다리는 바닥에 단단히 고정하고 등을 둥글게 말아서 상체를 일으킨다.

③ 상체를 들어 올린 자세를 잠시 유지해 근육의 수축을 느낀 후 숨을 들이쉬며 어깨를 천천히 내려 처음의 자세로 돌아간다. 어깨가 바닥에 닿자마자 다시 반복한다.

※ 목을 너무 앞으로 당기면 목에 무리가 가므로 힘을 빼야한다. 목에 부담이 가지 않도록 복부근력으로 말아 올려야 한다. 복근운동 시에는 호흡이 중요하므로 시작 지점부터 정점까지 길게 내쉴 수 있도록 한다. 초보자일 경우 양팔을 앞으로 뻗어서 실시하면 중심이 앞으로 가서 일어나기가 수월하므로 참고하도록 한다.

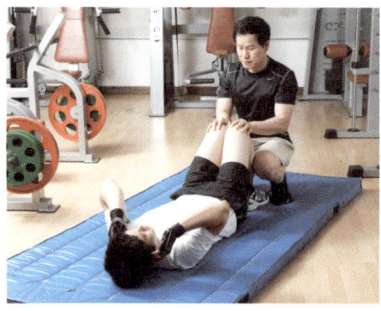 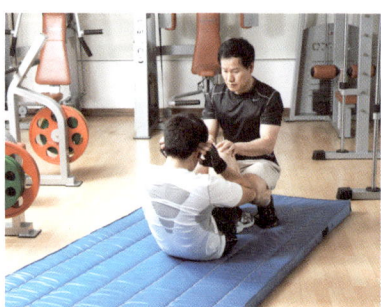

- **리버스 크런치**

① 바닥에 등을 대고 똑바로 눕는다. 무릎을 90도 각도로 접어 올려 허벅지가 바닥과 수직을 이루고 정강이는 수평을 이루게 한다. 이때 무릎이 엉덩이 바로 위에 위치해야 한다. 발목은 교차하거나 일자로 붙인다. 팔은 차렷 자세로 몸 양옆에 두어 바닥을 짚는다.

② 숨을 내쉬며 하복부의 힘을 이용해 허리가 바닥에서 뜨도록 엉덩이를 늑골 쪽으로 들어올린다. 아랫배를 머리 쪽으로 끌어당긴다는 느낌으로 3초간 머문다.

③ 숨을 들이마시며 엉덩이를 서서히 낮춘다. 엉덩이가 바닥에 가볍게 닿으면 다시 반복한다.

※ 머리와 목의 힘을 빼고 하복부의 힘만으로 엉덩이를 들어 올려야 한다. 손은 엉덩이나 다리를 드는데 사용하지 않고 단지 균형을 잡기 위해서만 사용하도록 한다.

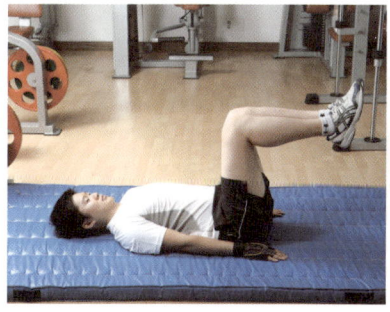 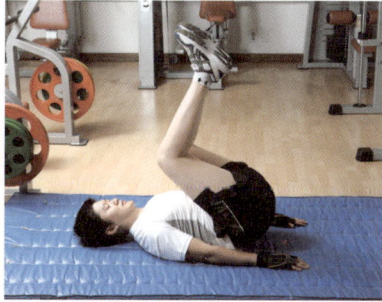

- **벤치 니업**

① 벤치나 의자 끝부분에 앉아 양손으로 의자를 잡고 상체를 뒤로 젖힌다. 양발을 모은 후 다리를 살짝 들어 올려 몸 앞으로 뻗는다. 흔들림을 최소화하기 위해 두 손으로 허리 뒤쪽의 벤치나 의자를 잡는다.

② 숨을 내쉬며 무릎을 가슴 높이까지 올라오도록 끌어당기면서 복근을 수축시킨다. 종아리는 바닥과 평행을 이루도록 한다.

③ 숨을 들이마시며 발뒤꿈치가 바닥에 닿기 직전까지 천천히 다리를 내리며 복근을 이완시킨다. 최저점에서 다시 올라가는 동작을 반복한다.

※ 다리를 들어 올릴 때 반동을 사용하면 안 된다. 허리나 다리 힘으로 올리는 것이 아니라 복근을 수축시켜 들어 올려야 한다. 무릎을 가슴 쪽으로 당길 때 상체를 수그리지 않도록 한다.

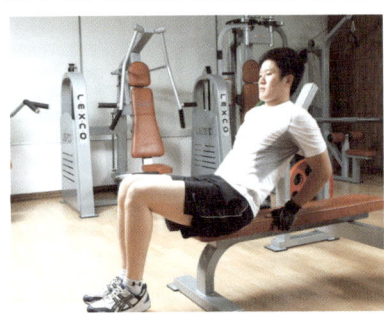
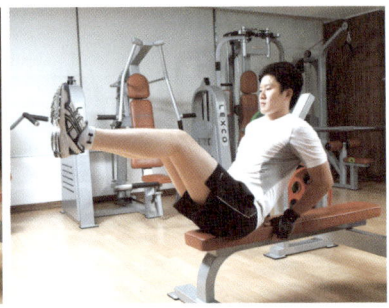

- V업

① 양발은 서로 붙이고 시선은 정면을 응시하며 뒤로 똑바로 눕는다. 두 팔을 손등이 바닥에 닿도록 머리 위로 쭉 뻗어 내려놓는다.

② 양쪽 손끝이 발끝을 향하도록 복부의 힘을 이용해 다리와 상체를 동시에 들어 올린다. 허리를 중심으로 다리와 상체가 V자가 되도록 등을 둥글게 말며 최고 지점에서 잠깐 멈춰 근육이 수축하는 것을 느낀다. 시선은 손끝을 향한다.

③ 천천히 몸을 펴면서 상체와 하체를 내린다.

※ 동작을 실시할 때 몸의 반동을 이용하는 것이 아니라 복부 근력으로 들어 올리도록 한다. 다리와 팔이 굽지 않도록 하며 목이 앞으로 쏠리지 않도록 한다.

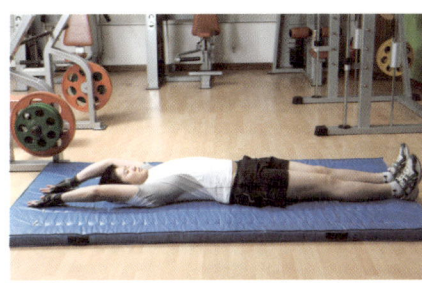
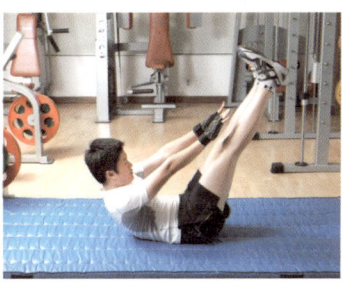

- **오블리크 크런치**

① 바닥에 등을 대고 누워 왼쪽 다리의 무릎은 세우고 오른쪽 다리의 무릎은 구부린 채 몸 바깥쪽으로 눕힌다. 양손은 머리 뒤쪽을 가볍게 감싸듯이 받치거나 귀 옆에 두도록 한다. 시선은 45도 정면을 주시하며 목의 힘을 뺀다.

② 숨을 내쉬며 왼쪽 옆구리에 힘을 주어 어깨를 들어 머리와 어깨가 바닥에서 떨어지도록 한다. 복부의 수축을 느끼며 왼쪽 팔꿈치를 몸 중앙을 향해 올린다.

③ 숨을 들이쉬며 천천히 상체를 내려 어깨가 바닥에 닿기 직전까지 내린다. 반대쪽도 똑같이 반복한다.

※ 어깨가 바닥에 닿기 직전까지 내려와야 하며 운동하는 쪽 옆구리 근육의 수축을 느껴야 한다. 무릎을 옆으로 눕힐 때 가능한 만큼 바닥 쪽으로 가깝게 내려 실시한다.

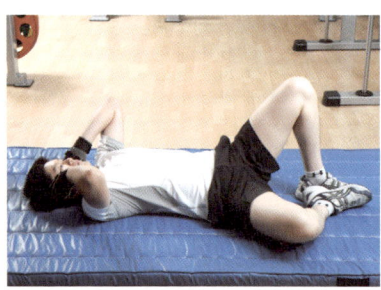 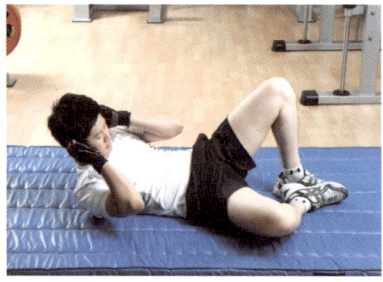

역삼각형 등 만들기

역삼각형의 체형을 만들기 위해서는 등 근육 중에서도 광배근과 척추기립근을 단련해야 한다. 광배근은 어깨뼈 아래쪽에 자리 잡고 있다. 척추기립근은 척추를 양쪽으로 떠받치고 있다.

등 근육은 지근섬유의 비율이 높아 피로회복 주기가 짧아 매일 단련해도 괜찮지만 주2~3회의 운동이 바람직하다. 다만 등 근육은 쉽게 모양이 변하거나 단련되지 않아 장기간의 꾸준한 운동을 필요로 한다.

잘못된 자세로 행하는 등 운동은 허리와 척추에 부담을 줄 수 있으므로 올바른 자세와 강도를 유지하도록 한다. 등 운동 내내 허리를 곧게 펴고 엉덩이를 뒤로 뺀 오리 엉덩이 자세가 바른 자세로 처음에는 힘들지만 반드시 정확한 자세를 익혀야 효과를 볼 수 있다.

보통의 등 운동은 3세트씩 실시하는데 세트 사이에 30초, 다른 운동으로 넘어갈 때 1분간의 휴식을 취하도록 한다. 운동의 강도를 강화해야 할 필요가 있다면 새로운 운동의 종류를 추가하거나 중량을 늘려 실시하도록 한다.

또한 등 근육의 부상을 방지하고 효율적인 운동을 위해 운동 전후, 세트 사이에 스트레칭을 해야 한다. 아직 기본적인 등 근육이 키워지지 않은 상태라면 턱걸이처럼 자기 체중을 이용한 운동법을 실시하는 것도 효율적이다. 만약 턱걸이가 힘들다면 철봉에 매달려서 버티는 시간을 늘려가면서 근력을 키운 후 차츰 턱걸이의 개수를 늘려가도록 한다.

• **벤트 오버 바벨 로우**

① 양발을 어깨 너비만큼 벌리고 선다. 양손은 양발보다 약간 넓게 해서 손등이 정면을 향하도록 바를 잡고 서고, 등이 굽지 않게 허리를 앞으로 숙인다. 허리를 젖힌 채 무릎을 자연스럽게 살짝 구부리고 엉덩이를 뒤로 밀어낸다는 느낌으로 상체를 숙인다. 팔은 몸 쪽으로 휘지 않게 편다.

② 숨을 내쉬며 팔꿈치가 옆구리를 스치도록 바를 하복부(배꼽)방향으로 들어 올린다. 이때 양어깨와 팔꿈치가 등 중앙으로 모아지게 등 근육을 수축시킨다.

③ 숨을 들이쉬며 허리와 등을 젖힌 상태를 유지하면서 바를 허벅지와 무릎을 스친다는 느낌으로 내려 처음자세로 돌아간다.

※ 바를 들어 올릴 때 최대한 가슴을 내밀어 등을 수축시키고 반동을 주지 않도록 한다. 목에서 허리와 꼬리뼈까지 일직선을 유지해 고개를 숙이거나 허리를 구부리지 않도록 한다. 턱을 당겨서 바닥을 향하게 하고 바를 당기면서 팔꿈치를 등 중앙으로 모아 근육을 수축시킨다.

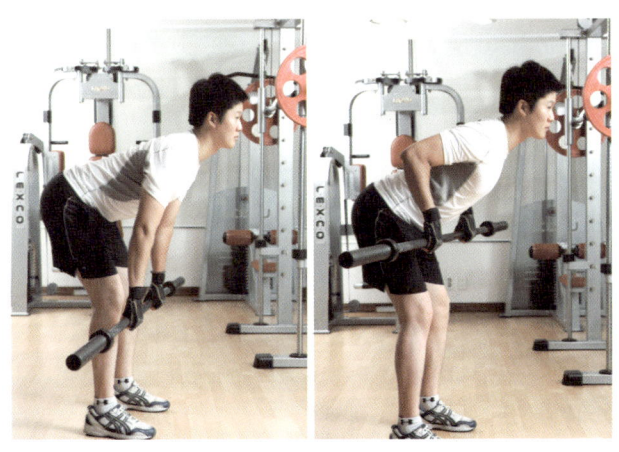

- 데드 리프트

① 양발을 어깨너비 만큼 벌리고 양손은 어깨너비 간격으로 손등이 정면을 향하도록 바를 잡고 선다.

② 등이 굽지 않도록 주의하며 허리를 젖히고 무릎을 살짝 구부리면서 엉덩이를 뒤로 밀어낸다는 느낌으로 상체를 숙인다. 이때 숨을 들이쉬도록 한다.

③ 바와 몸 사이가 너무 벌어지지 않도록 주의하며 바를 종아리 중간 높이까지 들어올린다.

④ 팔을 편 상태를 유지하면서 숨을 내쉬며 허리를 세운다. 바를 무릎과 허리를 펴면서 등을 모아준다는 느낌으로 무릎과 허벅지를 스치듯이 올라가 골반아래 쪽에 위치하도록 한다. 가슴을 앞으로 내밀고 어깨는 뒤로 살짝 빼준다.

※ 등이나 허리를 구부리지 않도록 주의하며 부상을 방지하기 위해 정확한 자세를 취한다. 바가 몸에서 멀리 떨어지지 않도록 주의하고 시선과 가슴은 항상 정면을 향하도록 한다. 부상위험이 큰 동작이므로 가벼운 중량부터 실시해 상해를 예방한다. 가슴을 앞으로 숙이기보다는 엉덩이를 뒤로 미는 자세를 유지하며 허벅지 뒤쪽이 늘어나는 느낌을 받도록 한다.

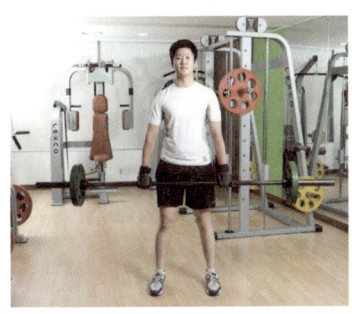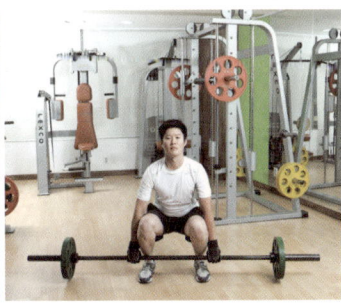

• 원 암 덤벨 로우

① 왼쪽 종아리를 벤치나 의자 끝에 접어 올리고 오른쪽 다리는 약간 구부려 바닥에 버티고 선다. 왼손으로 벤치나 의자 안쪽을 잡고 오른손으로 덤벨을 잡는데 이때 어깨와 등, 덤벨이 모두 바닥과 평행을 이루도록 자세를 잡는다.

② 숨을 내쉬며 팔이 옆구리를 스치듯 당겨준다. 팔꿈치가 몸통에서 벗어나지 않도록 하고 최고점에서 3초간 머물도록 한다. 덤벨을 잡은 손은 조금 앞으로 당겨주어 가동 범위를 최대한 크게 만들어준다.

③ 숨을 들이쉬며 등 근육의 수축에 집중하면서 덤벨을 수직으로 내린다. 반대쪽도 동일하게 실시한다.

※ 상체의 반동을 쓰지 않도록 하고 동작 중에 상체를 세우지 않도록 한다. 팔꿈치가 옆구리를 스치듯 덤벨을 배꼽까지 끌어올리도록 한다. 등과 허리는 평행에 가깝게 유지한다. 덤벨을 올릴 때 가슴을 앞쪽으로 밀어주어 등의 수축을 최대한으로 느끼도록 한다.

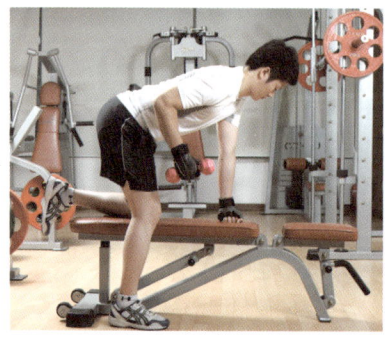 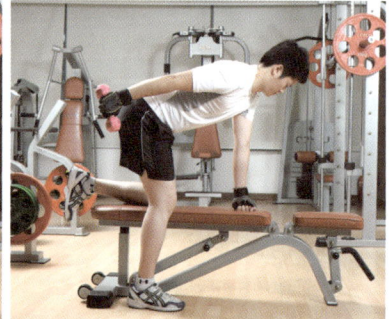

- **친업**

① 어깨너비보다 넓게 그립을 잡고 다리를 90도로 구부려 ×자로 만들어 매달린다. 그립은 손등이 몸 쪽으로 향하도록 잡고 등과 허리는 곧게 펴고 정면을 응시한다.

② 팔을 90도로 굽히며 가슴상부를 바에 댄다는 느낌으로 상체를 위로 끌어 올린다. 이때 숨을 내쉬도록 한다.

③ 광배근에 긴장을 유지한 채 숨을 들이쉬며 천천히 몸을 내려 처음 자세로 돌아간다.

※ 처음에는 혼자서 한 개도 하기 힘들기 때문에 다리를 잡아달라는 요청을 하는 것도 좋다. 운동 시 몸이 흔들리거나 굽어지지 않도록 한다.

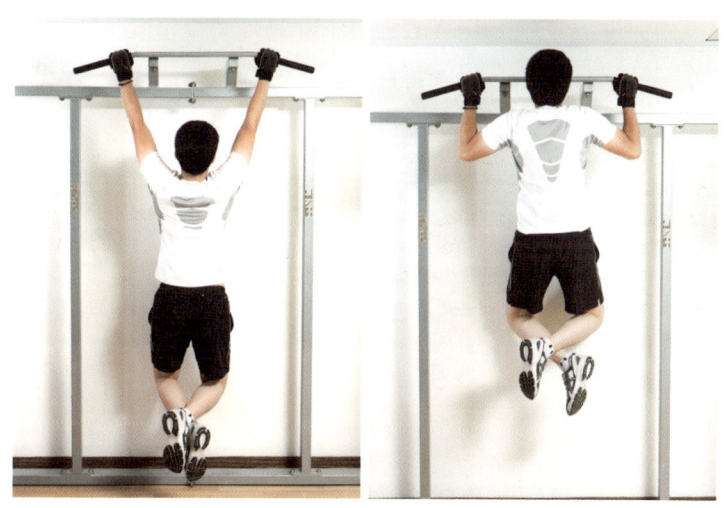

- **시티드 케이블 로우**

① 머신 벤치에 무릎을 약간 굽혀 발바닥을 고정시키고 허리를 곧게 펴고 앉는다. 손바닥이 서로 마주보도록 그립을 잡고 허리와 등이 굽지 않도록 자세를 유지하며 팔을 완전히 편다.

② 숨을 내쉬며 팔모양이 직각을 이루도록 팔꿈치가 옆구리를 스치듯 양어깨를 당긴다. 양 어깨가 등 중앙으로 모이는 느낌으로 근육을 당긴다.

③ 등 근육의 긴장감을 유지하면서 천천히 팔꿈치를 편다.

※ 광배근만을 이용해 등 근육의 움직임을 느끼며 동작을 실시한다. 곧게 편 상태의 등과 허리를 유지하도록 하며 상체의 반동을 이용해서는 안 된다.

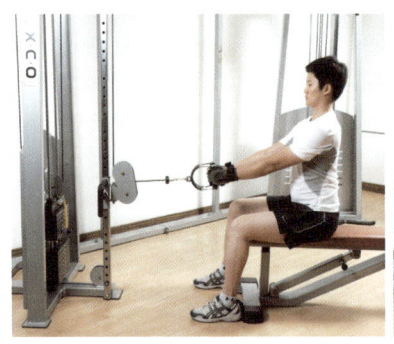 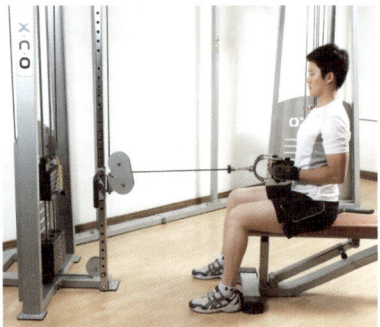

- **원 암 케이블 로우**

① 양발을 어깨너비 만큼 벌리고 똑바로 서서 무릎을 직각에 가깝게 굽힌다. 상체는 앞으로 살짝 숙이고 엉덩이는 뒤로 빼 머리와 발을 일직선에 둔다. 한손으로 그립을 잡고 다른 한손은 무릎을 잡아 균형을 유지한다.

② 시선은 정면을 향하고 어깨와 등을 곧게 펴도록 한다.

③ 숨을 내쉬면서 옆구리를 스치듯이 그립을 당겨준다. 어깨에서 팔꿈치까지는 몸과 평행을 이루도록 한다. 광배근이 이완을 느끼며 천천히 팔을 편다.

※ 상체의 반동을 사용하지 않아야 하며 등의 수축을 최대화 한다는 느낌으로 실시해야 한다.

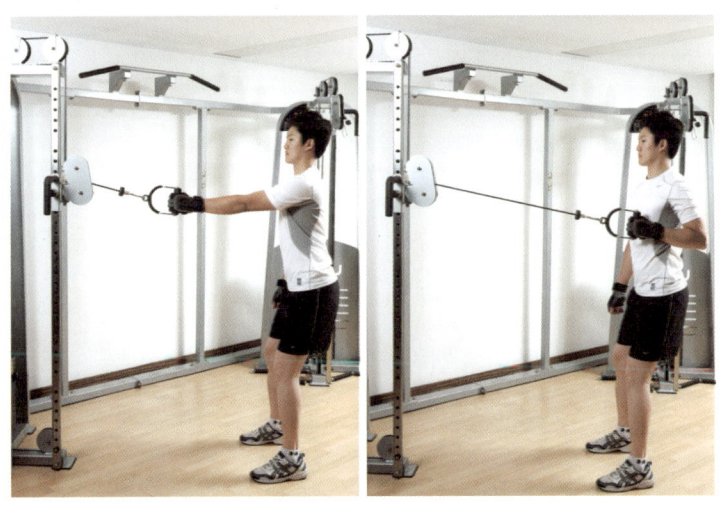

프로그램 3 – 기초체력 업!(서킷 웨이트 트레이닝으로 체력을 증진하자)

체지방을 감소시키고 근육을 어느 정도 만든 경우에는 근육량의 증진과 체력을 강화시키는 트레이닝 방법을 사용하면 된다. 본 운동프로그램으로 '서킷 웨이트 트레이닝'을 그 예로 들 수 있다. 서킷 웨이트 트레이닝은 짧은 기간에 근력과 심혈관계 모두를 강화하는 효과적인 운동이다.

서킷 트레이닝은 순환훈련 방법으로 일정한 운동종목을 정해진 순서에 따라 실시하는 것이다. 한 운동종목이 끝난 후 다른 종목을 진행할 때 이전에 실시했던 운동부위는 짧은 시간동안 휴식하게 되어 한 서킷을 마칠 때는 처음의 운동부위는 어느 정도의 피로를 회복할 수 있다.

서킷 트레이닝 방식은 단시간에 체력과 몸매를 개선하는데 운동효과를 극대화할 수 있으며 강인하고 탄력 있는 몸매를 만들 수 있다. 그 예로 제시하는 서킷 트레이닝 프로그램은 12운동종목을 계속 이어서 3회씩 반복하도록 구성되어 있다. 중량은 비교적 가벼운 중량을 선택하며 한 종목을 30초 동안 여러 차례 실시하는데 중점을 둔다. 종목 간의 휴식은 15초가 적정하며 서킷 트레이닝은 반드시 사전에 동작을 철저히 숙지하고 있어야만 한다.

서킷 트레이닝 또한 준비운동으로 근육과 관절을 풀어주는 스트레칭을 2분 정도 해야 한다. 워밍업으로 조깅자세를 유지하며 러닝머신을 3분 정도 해서 근육의 온도를 높여주도록 한다.

4주간의 운동내용은 12가지의 운동을 매일 순서대로 반복하도록 하며 준비운동, 본 운동, 정리운동을 포함한 운동시간은 총 50분이다.

즉 ① 벤치 프레스 ② 싯업 ③ 레그 익스텐션 ④ 랫 풀 다운 ⑤ 백 하이퍼 익스텐션 ⑥ 스쿼트 ⑦ 암 컬 ⑧ 스탠딩 바벨 컬 ⑨ 레그 컬 ⑩ 케이블 프레스 ⑪ 시티드 레그 프레스 ⑫ 라잉 트라이셉스 익스텐션의 순서로 3회 반복하도록 한다.

3회를 모두 반복한 후에는 운동 강도의 60%의 목표심박수로 러닝 머신 달리기와 스트레칭을 해 근육의 피로를 풀어주고 신체의 회복을 도모해야 한다.

헬스장 에티켓 ③

트레이너도 아니면서 레슨을 하려는 사람이 있다. 겨우 2일된 사람이 하루된 사람 가르치려고 하는 것과 같다. 누가 물어 보지도 않았는데 자세가 잘못됐다면서 이러쿵저러쿵 간섭한다. 자칫 하다간 싸움으로 번질 수 있으니 조심해야 한다. 요청하지 않은 친절은 상대방을 기분 나쁘게 할 수 있기 때문이다. 실제로 이런 일이 자주 발생한다.

PART 7
각 부위별 대표적인 운동 10가지

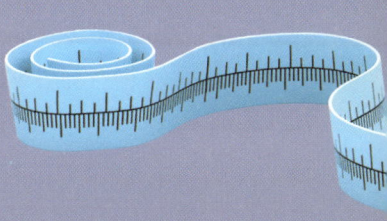

::
1. 가슴 – 플랫 벤치 프레스
2. 등 – 랫 풀 다운
3. 어깨 – 밀리터리 바벨 프레스
4. 이두근 – 스탠딩 바벨 컬
5. 삼두근 – 라잉 트라이셉스 익스텐션
6. 복근(상복부) – 크런치
7. 복근(하복부) – 리버스 크런치
8. 대퇴근 – 스쿼트
9. 슬와근 – 데드 리프트
10. 종아리 – 스탠딩 카프 레이즈

각 신체 부위별로 대표적인 운동들을 요약해서 엄선했다. 이 운동들은 각 신체 부위별로 근육에 가장 효과적으로 자극을 줄 수 있는 운동들이다. 또한 웨이트 트레이닝에서 사용되는 기본적인 운동이다. 가장 많이 사용되는 부위별 운동으로서 다른 운동을 하게 될 때 응용이 가능한 기술과 자세를 습득하는 기초가 되는 운동들이다.

바벨이 없다면 덤벨(아령)로도 응용이 가능한 운동이다. 기본적인 부위별 운동인 만큼 운동 명칭도 기억해 두면 도움이 많이 된다.

처음 웨이트 트레이닝을 시작할 때 약 한 달 간 이 운동 전체를 덤벨로 응용해서 매일 시도해도 좋다(10회 3세트씩).

1 가슴 – 플랫 벤치 프레스

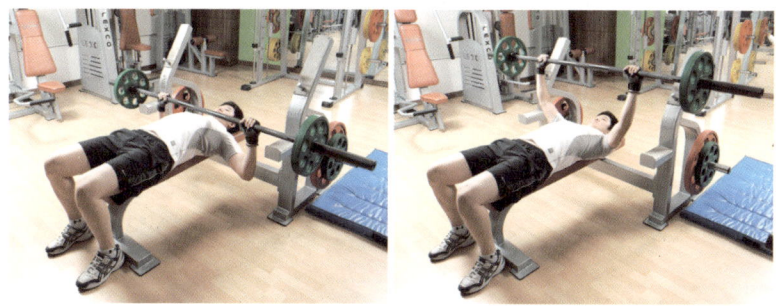

가장 대표적인 가슴 운동으로 가슴의 전체적인 근육과 상완 삼두근, 삼각근의 발달에 큰 도움이 된다.

운동방법	① 벤치 위에 누워 어깨보다 약간 넓게 바벨을 잡는다. ② 랙에서 들어 올린 후 가슴 하부를 향해 천천히 내린다. ③ 상완이 바닥과 평행이 되는 점을 막 지날 때 멈춘다. ④ 둔부를 벤치에 흔들리지 않게 잘 고정시키고 서서히 바벨을 밀어 올린다. ⑤ 시작 자세로 돌아가 반복한다.
주의 및 참고사항	– 벤치에 두발을 모아 올리면 더 큰 자극을 받을 수 있다. – 바벨에 깔리지 않도록 주의하고 무거운 무게를 사용할 때에는 파트너를 동반하도록 한다.
효과 부위	가슴전체, 상완삼두근, 삼각근

2 등 - 랫 풀 다운

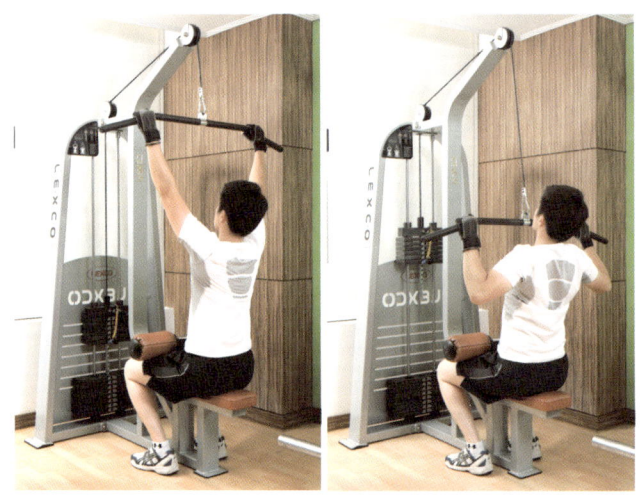

등 윗부분 근육의 선명도와 크기를 향상시켜 주는 대표적인 운동이다. 그립을 좁게 잡으면 하부 광배근에 자극을 줄 수 있다.

운동방법	① 랫 풀 다운 기구에 앉아서 바가 몸 앞에 오도록 하고 자리를 잡고 발을 잘 고정시킨다. ② 상체는 곧게 세우고 팔을 완전히 펴서 바의 구부러진 끝부분을 잡는다. 이때 몸은 Y자가 되어야 한다. ③ 견갑골을 쥐어짜듯이 팔꿈치부터 팔을 내려 바를 머리 앞쪽 어깨 높이까지 오도록 한다. ④ 잠시 멈춘 뒤 서서히 시작자세로 돌아가 원하는 만큼 반복한다.
주의 및 참고사항	– 엉덩이를 벤치에 붙여 안정적인 자세로 운동한다. – 바를 내리며 등을 젖히게 되면 후면 어깨 근육과 하부광배근에 자극이 간다. – 반동을 이용하지 않고 광배근에 집중해 운동한다.
효과 부위	광배근

3 어깨 - 밀리터리 바벨 프레스

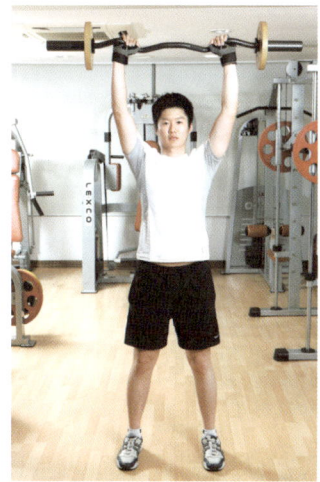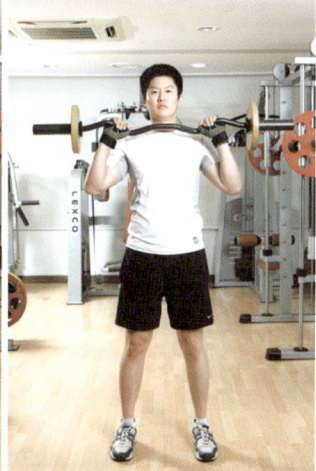

대표적인 어깨운동으로 어깨와 팔 근육의 크기와 근력을 발달시켜 준다. 목 뒤에서 바벨을 밀어 올리는 것보다 안전하고 균형을 잡기 쉬워 선호도가 높다.

운동방법	① 바벨을 어깨너비보다 조금 넓게 잡고 발을 평행하게 어깨너비 정도로 벌려 선다. ② 무릎을 약간 구부리고 허리는 편 상태에서 바벨을 들어 올려 똑바로 선다. ③ 바벨을 가슴 위로 올리고 손목을 살짝 꺾어 손에 바를 걸쳐 균형을 잡는다. ④ 팔을 완전히 펴 바벨을 머리 위로 서서히 밀어 올려 잠시 멈춘다. ⑤ 서서히 바벨을 내리며 원하는 반복수 만큼 반복한다.
주의 및 참고사항	- 운동하는 동안 바벨을 가슴 위쪽이나 어깨에 걸쳐놓지 않는다. - 바벨을 처음 들어 올릴 때나 반복을 할 때 항상 허리를 바르게 펴고 있어야 허리부상을 방지할 수 있다. - 등받이가 있는 의자에 앉아서 하면 좀 더 강도를 높이고 반동을 이용하지 않을 수 있다. - 머신을 이용해 실시할 수도 있으나 바벨을 사용하는 게 더욱 큰 효과를 볼 수 있다.
효과 부위	삼각근, 승모근

4 이두근 – 스탠딩 바벨 컬

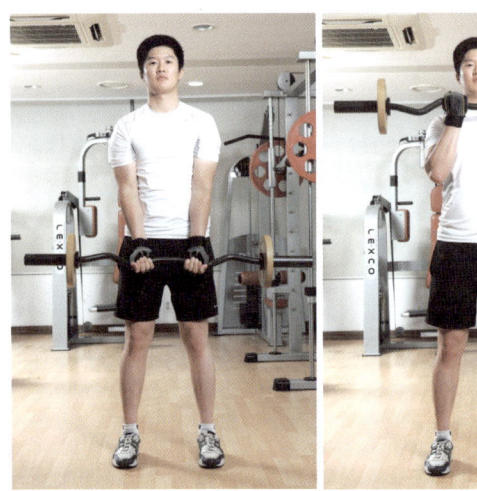

스탠딩 바벨 컬은 이두근 훈련의 기본이 되는 운동이며 이두근의 크기와 힘을 증대시키는 효과가 있다. 이 운동은 전완근(팔뚝)의 발달에도 많은 도움을 준다.

운동방법	① 발을 어깨너비로 벌려 선 다음 어깨너비로 바를 잡는다. ② 팔꿈치를 몸에 고정시키고 바는 넓은 호를 그리며 들어 올려 잠시 멈춘다. ③ 서서히 바벨을 내려 처음 시작 자세로 돌아와 원하는 만큼 반복한다.
주의 및 참고사항	– 의도된 치팅(반동)이 아니라면 몸의 반동을 이용하지 않도록 주의한다. – 종아리를 들거나 팔꿈치를 너무 많이 들지 않도록 한다. – 중상급자의 경우 마지막 반복에서 치팅을 활용해 1~2개를 반복을 추가한다면 근육에 자극을 극화시킬 수 있다.
효과 부위	이두근, 전완근

5 삼두근 – 라잉 트라이셉스 익스텐션

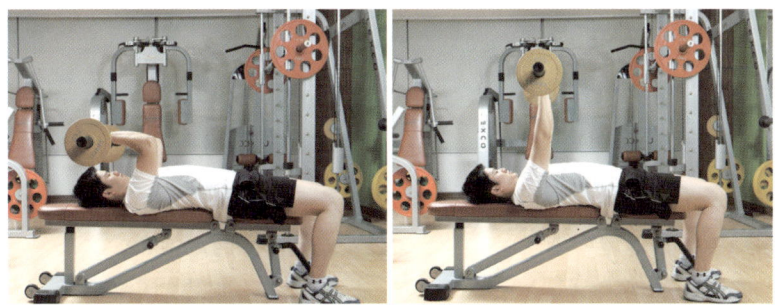

　보디빌더들이 삼두근의 매스를 늘리는데 많이 사용하는 대표적인 운동이다. 팔꿈치가 위아래 또는 양옆으로 움직이지 않도록 위치를 고정시켜야 자극을 받을 수 있다.

운동방법	① 벤치에 똑바로 누운 다음 다리를 가볍게 굽히고 벤치에 몸을 잘 고정시킨다. ② 바벨을 20~25cm 정도의 폭으로 벌려 잡고 팔을 구부려 이마까지 바벨을 내린다. ③ 삼두근을 쥐어짜듯이 펴 원래 자세로 돌아와 원하는 만큼 반복한다.
주의 및 참고사항	– 벤치위에 발을 올려놓으면 좀 더 강도를 높일 수 있다. – 팔꿈치가 흔들리지 않도록 잘 고정해야 한다. – 천천히 해야 효과가 있다.
효과 부위	삼두근

6 복근(상복부) – 크런치

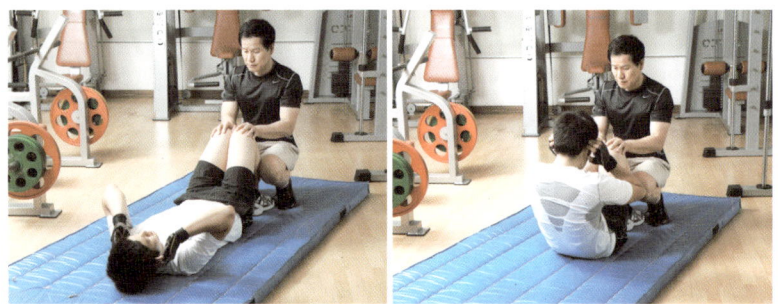

간단해 보이지만 상복부를 단련하는 가장 기본적이며 효과적인 복근운동이다. 윗몸일으키기가 허리에 부담을 크게 주는데 비해 크런치는 비교적 안전하게 상복부를 단련할 수 있다.

운동방법	① 바닥에 누워 발을 바닥에 평평하게 대고 양손은 머리 뒤쪽에 살짝 닿게 한다. ② 복부의 힘을 이용해 등을 바닥에서 서서히 들어 올린다. 이때 완전히 앉으려고 애쓸 필요는 없다. ③ 복부에 자극이 가해지는 것을 느끼며 2~3초간 멈추어 준다. ④ 시작 자세로 돌아가 원하는 만큼 반복한다.
주의 및 참고사항	– 엉덩이를 들거나 허리의 반동으로 동작을 해서는 안 된다. – 긴 타월을 둥글게 허리 밑에 넣어두면 복부의 움직임 반경이 더 커진다. – 손이 머리를 닿게 할 때 깍지를 끼지 않으며 머리를 심하게 잡아당기지 않는다. – 어떤 사람들은 50회를 해도 자극이 오지 않는다고 하는데 이는 잘못된 방식으로 운동을 하기 때문이다.
효과 부위	상복부
응용기술	벤치 위에 발을 올려놓는 것만으로도 하복부에 큰 긴장감을 주고 등 아래쪽에도 큰 압력을 줄 수 있다.

7 복근(하복부) – 리버스 크런치

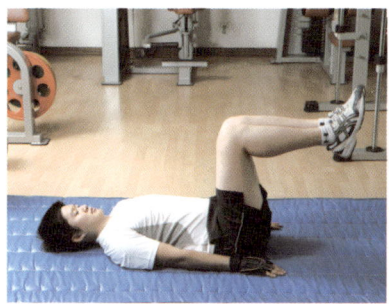 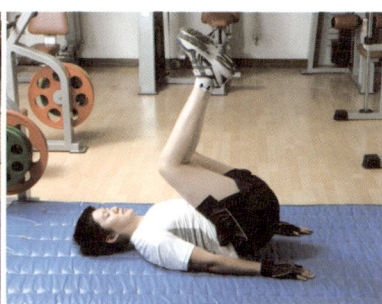

보디빌더들 사이에서 인기 있는 하복부 공략 운동이다. 이 운동의 반응은 엉덩이와 어깨 사이를 좁힐 때 크게 일어난다. 조금 어려운 동작이므로 이 동작이 익숙해지려면 조금 시간이 걸릴 수도 있다.

운동방법	① 벤치에 누워 양손으로 머리 부근의 벤치를 잡아 몸의 균형을 잡는다. ② 엉덩이를 바닥에서 떼면서 두 다리를 서서히 위로 들어 올려 복부를 수축시킨다. ③ 다시 시작 자세로 돌아가 위의 과정을 반복한다.
주의 및 참고사항	– 반동 없이 하복부를 최대한 수축시키는 게 이 운동의 핵심이다. – 바닥에서 할 경우 손바닥이 바닥을 향하게 한 다음 엉덩이 옆에 붙이고 같은 요령으로 실시한다.
효과 부위	복부하부

8 대퇴근 – 스쿼트

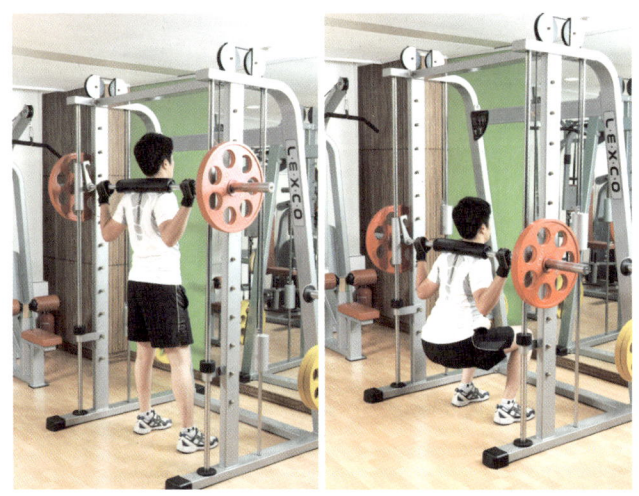

스쿼트는 몸 전체의 골격구조에 큰 영향을 미치는 3대 운동(벤치 프레스, 스쿼트, 데드 리프트) 중 하나로 둔근과 대퇴근에 강력한 자극을 준다.

무거운 중량을 이용해 훈련하는 만큼 정확한 자세와 충분한 워밍업이 필요하다. 초보자의 경우 가벼운 중량을 사용하는 게 좋다.

운동방법	① 어깨와 승모근을 가로질러 바를 걸치고 양발은 어깨너비보다 약간 넓게 벌리고 발가락이 살짝 바깥을 향하게 한다. ② 무릎을 굽히고 고관절을 뒤로 밀며 내려앉는다. ③ 대퇴가 바닥과 평행을 이루면 발뒤꿈치에 체중을 실어 일어난다.

주의 및 참고사항	- 일어설 때 무릎을 살짝 구부린 상태를 유지하는 것이 대퇴근의 지속적인 긴장을 유도할 수 있다. - 앉을 때에는 머리, 목, 등으로 이어지는 선을 자연스럽게 유지하고 무릎 위치가 발끝을 넘지 않도록 주의한다. - 등과 허리는 항상 곧게 편 상태를 유지해야만 한다. 잘못 하면 부상을 당할 수 있다. - 일어설 때에는 무릎을 무리하게 펴서는 안 된다.
효과 부위	대퇴 사두근, 둔근, 슬와근

9 슬와근 - 데드 리프트

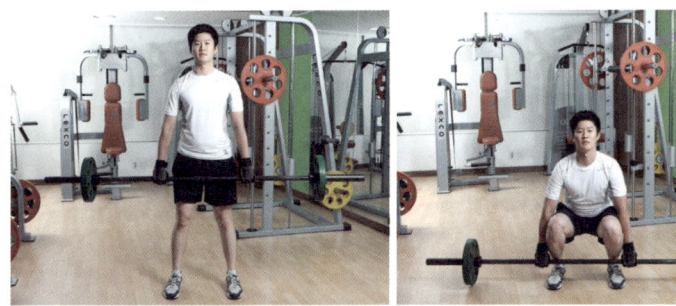

데드 리프트는 몸 전체의 골격구조에 큰 영향을 미치는 3대 운동(벤치 프레스, 스쿼트, 데드 리프트) 중 하나로 넓은 등 면적과 허리강화를 위해 사용된다.

무거운 중량을 이용해 훈련하는 만큼 정확한 세와 충분한 워밍업이 필요하다. 초보자의 경우 가벼운 중량을 사용하는 게 좋다.

운동방법	① 어깨너비로 양발을 벌려 서고 무릎을 굽히고 허리를 숙여 바를 잡는다. ② 상체를 곧게 편 상태에서 엉덩이를 뒤로 내민다. ③ 다리와 등을 서서히 펴면서 바벨을 들어 올린다. 이때 몸통과 바는 동시에 위쪽으로 돌아간다. ④ 서서히 시작자세로 돌아간 후 원하는 만큼 반복한다.
주의 및 참고사항	− 허리는 지지대 역할만 한다. 하체의 힘을 사용하는 게 좋다. − 등과 허리는 항상 편 상태를 유지한다. 자세가 잘못되거나 너무 무리한 중량을 사용하면 심각한 부상을 당할 수 있다.
효과 부위	등 하부, 슬와근, 대퇴근, 전완근

10 종아리 – 스탠딩 카프 레이즈

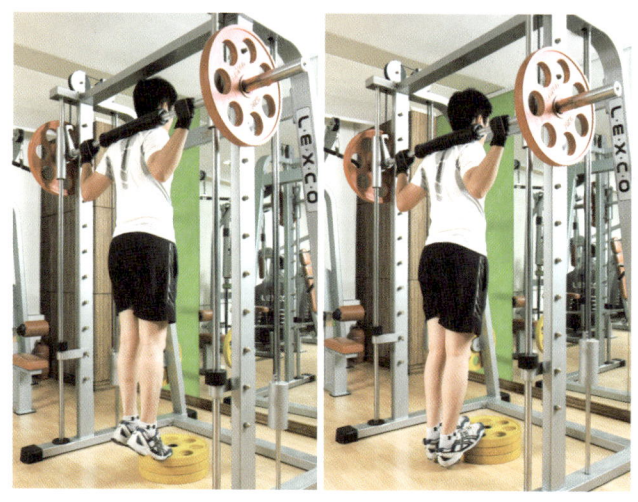

웨이트 트레이닝을 오래 한 사람일수록 종아리 운동으로 스탠딩 카프 레이즈를 권한다. 종아리 근육을 발달시키는데 이것만한 게 없기

때문이다.

바벨로 운동하는 것도 가능하지만 균형을 잡기가 어렵기 때문에 머신을 많이 사용한다.

운동방법	① 바벨이나 머신의 패드를 어깨에 지고 발 앞부분을 받침대에 대고 선다. ② 가능한 한 높이 발뒤꿈치를 들고 잠시 멈춘 후 천천히 내린다. ③ 내리는 동작에서 발뒤꿈치는 받침대보다 아래에 있도록 한다.
주의 및 참고사항	많은 반복을 해야 효과가 나타나며 보통 15회 이상 실시한다.
효과 부위	종아리
응용기술	한손에는 덤벨을 쥐고 나머지 한손으로 사물을 잡아 몸을 지지하며 한쪽 종아리만 훈련할 수도 있다.

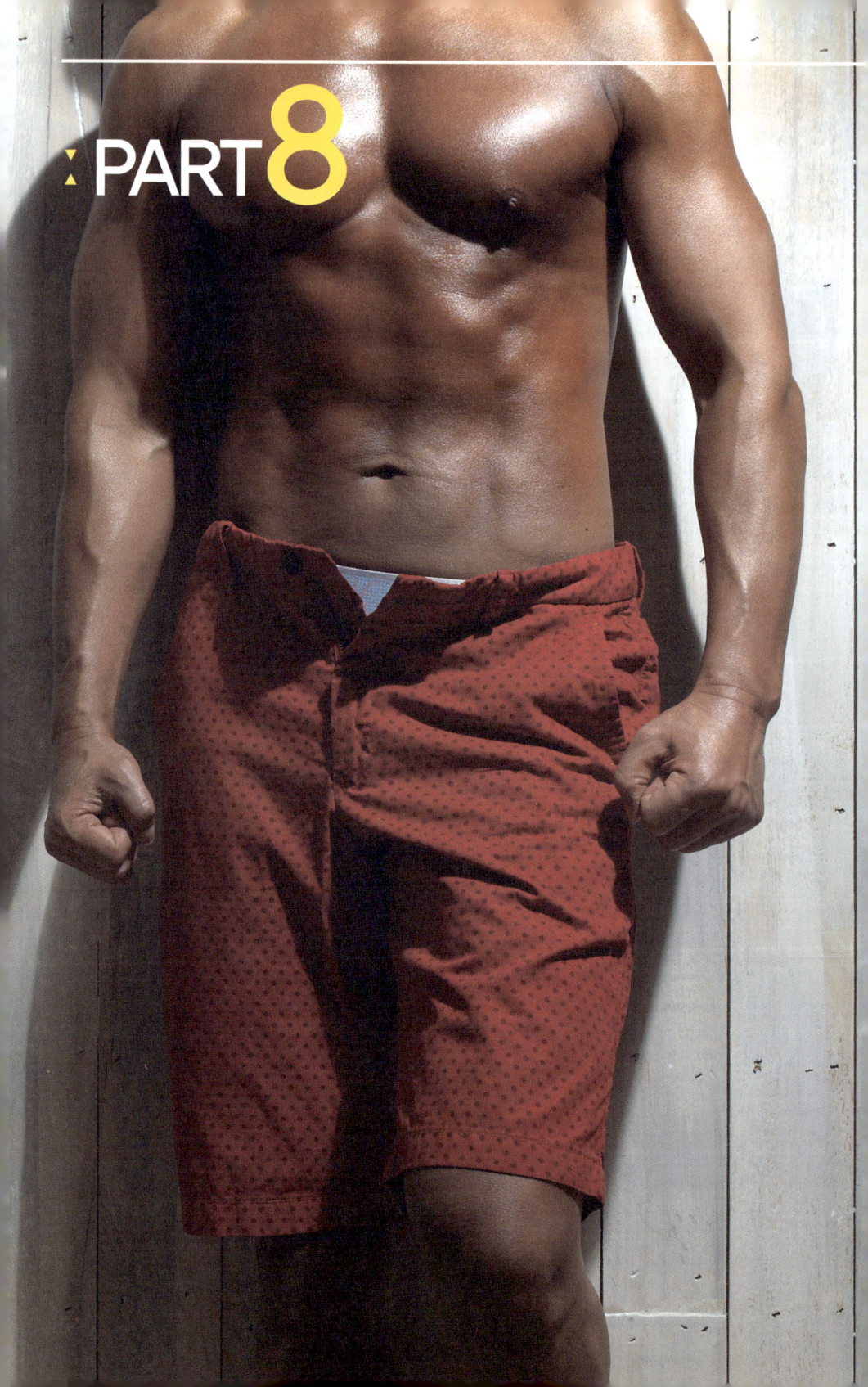

PART 8

각 부위의 근육명칭 및
근육 만들기 공략법

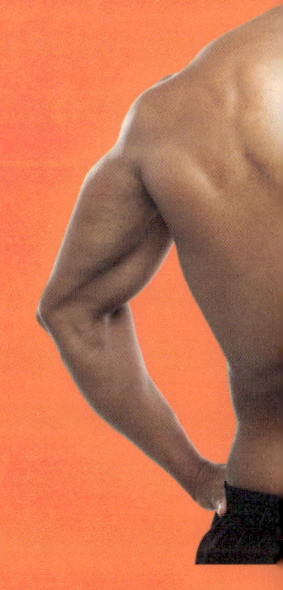

1. 흉근(가슴근육)
2. 삼각근(어깨근육)
3. 승모근
4. 삼두근(상완삼두근)
5. 광배근(등)
6. 이두근
7. 전완근
8. 복근
9. 하체
10. 둔근(엉덩이)

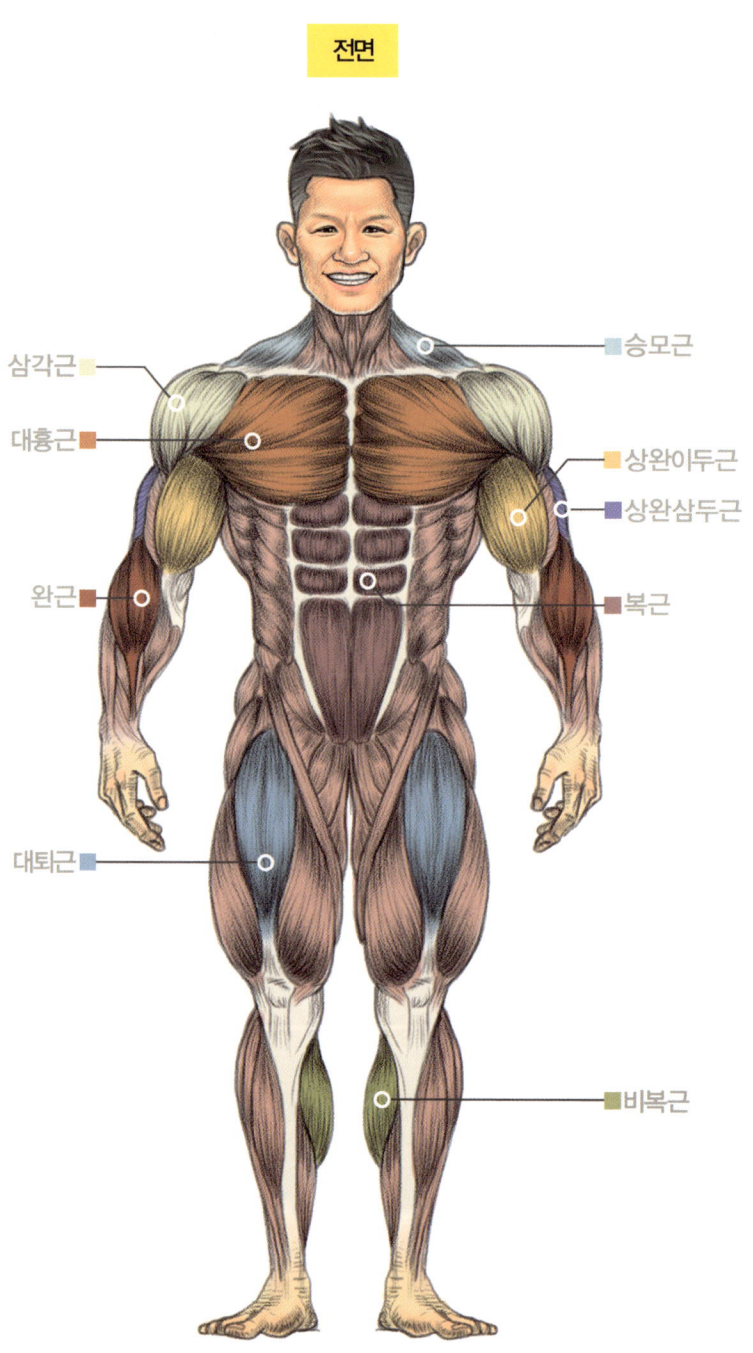

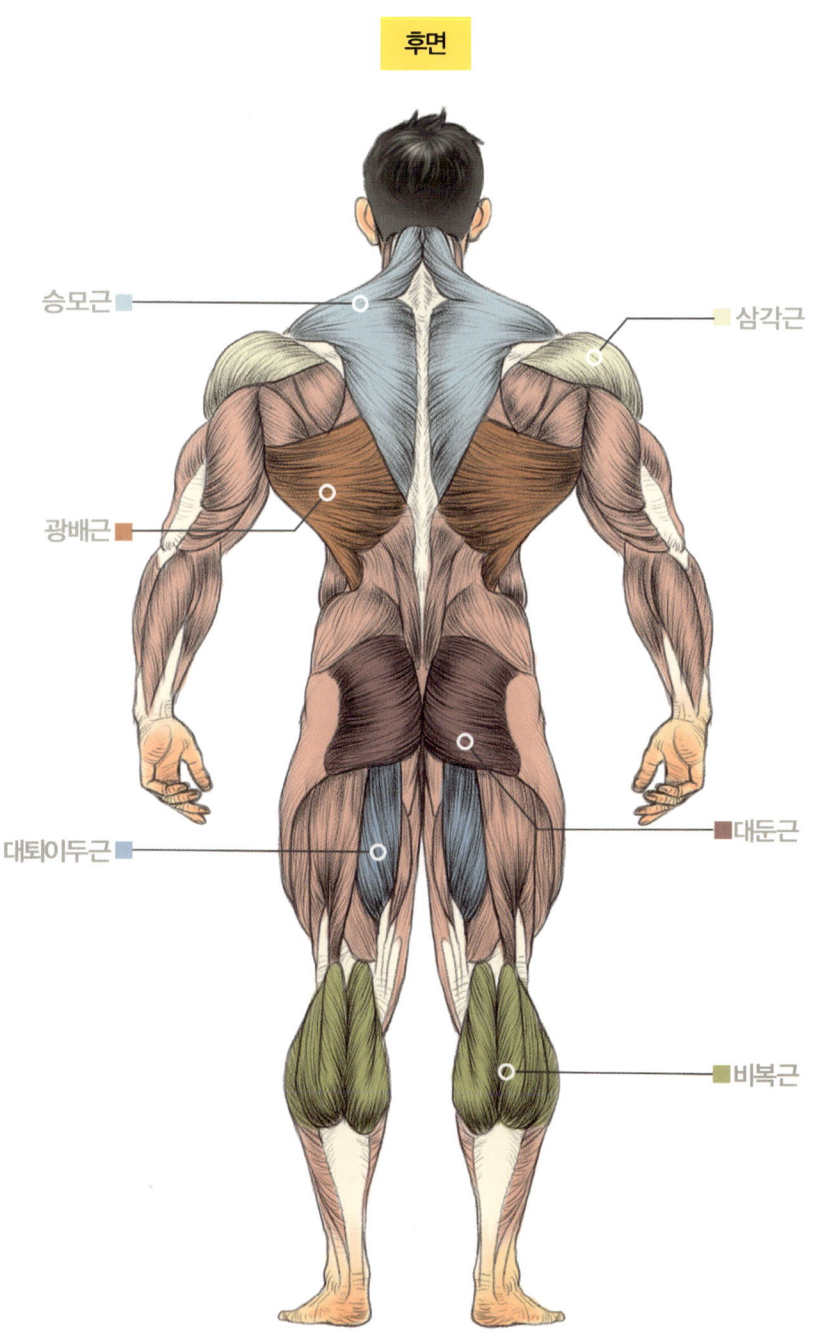

1 흉근(가슴근육)

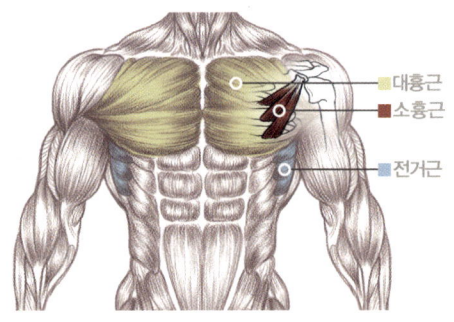

흔히 '갑바'라고 하는 부위의 근육인데 가슴 흉(胸)자를 써서 흉근이라고 부르며 주로 앞쪽으로 밀거나 안쪽으로 모으는 동작에서 작용하는 근육이다.

가슴은 대근육에 속하는 근육으로서 근육량이 많은 부위이기 때문에 체중증가를 목표로 운동하는 사람들에게도 집중해야 될 부위다. 가슴을 발달시키면 옷을 입었을 때 상체라인의 볼륨미를 높여준다.

특히 신근(팔 펼 때 사용되는 근육)의 힘을 증대시킴으로서 펀치력 같은 신근에 작용하는 동작에서의 파워향상을 이루게 해준다.

가슴근육은 가슴앞면을 덮고 있는 대흉근, 대흉근 밑에 층에 있는 소흉근, 소흉근 밑에 층에 있는 전거근으로 나누어진다.

실제 외관상 보이는 부분은 대흉근이다(가슴 운동을 하게 되면 대흉근과 함께 소흉근과 전거근이 같이 발달된다). 가슴근육은 펼 때 수축되는 근육이다(신근).

따라서 밀어서 올리는 프레스 같은 운동이나 날개짓 하듯 팔을 모으는 플라이 같은 운동이 가슴발달에 효과적이다.

가슴근육을 만드는 운동은 프레스형태의 근매스 증대운동과 플라이 형태의 근육분리 운동으로 크게 나눌 수 있다.

벤치 프레스는 가슴근육에 대표적이며 효과적인 운동이지만 어깨나 팔의 관절에도 상당한 부담이 되므로 주의가 필요하다. 특히 관절이 약한 사람이나 중장년층의 연령대에서는 덤벨이나 플라이 머신을 이용하는 편이 무난하다.

덤벨을 이용하는 운동 덤벨 프레스는 바벨이 공략하지 못한 구석까지 골고루 자극을 주고 플라이 형태의 운동은 가슴 안쪽을 공략하며 특히 근육의 형태를 다듬고 모양을 만드는데 효과적이다.

덤벨 프레스나 덤벨 플라이는 바벨보다 깊게 내릴 수가 있기 때문에 가슴근육의 자극의 범위를 더 넓게 할 수 있다.

그러나 어깨의 유연성에 자신이 없는 사람은 무리해서 내리는 것보다 적당한 각도로 내리는 것이 부상과 안전사고 예방에 지름길이라고 할 수가 있다.

2 삼각근(어깨근육)

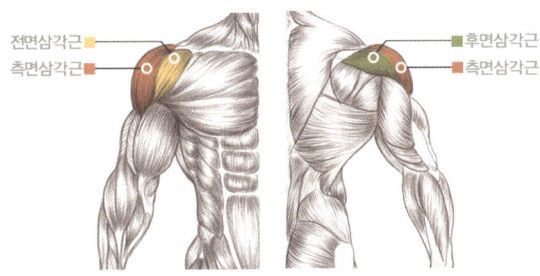

양 어깨에 참외 반쪽이 붙은 것과 같이 볼록하게 뽕이 나온 부분이다. 그래서 흔히 '어깨뽕'이라고 하기도 하는데 주로 위쪽으로 밀어 올리거나 들어 올리는데 작용하는 근육이다.

어깨가 발달하면 역삼각 체형을 형성해서 어깨는 더 넓고 허리는 더 가늘어 보이게 한다.

어깨 옆에 참외반쪽 같은 어깨뽕이 볼록 튀어나와서 옷맵시가 좋고 여름철 민소매 패션이 어울리는 멋진 몸매를 만들 수 있다.

어깨근육은 전면, 후면, 측면의 3개 근육으로 나누어져 있는데 이렇게 3개로 나누어져서 삼각근 三角筋, 3개의 각을 이룬 근육 이라고 하는 것이다.

전면 삼각근은 팔을 앞으로 올리거나 위로 밀어 올릴 때 작용하고, 측면 삼각근은 팔을 옆으로 올리거나 위로 밀어 올릴 때 작용하며, 후면 삼각근은 팔을 뒤로 벌릴 때 사용된다.

전면 삼각근은 정면(앞면)에서 보이는 부위이기 때문에 무엇보다도 모양 면에서 중요한 부위다.

측면 삼각근은 어깨의 너비를 넓히게 하는 효과로 작용하고 후면 삼각근을 발달시키면 어느 각도에서나 어깨가 멋지게 보이게 된다. 어깨근육은 펼 때 수축되는 근육이다(신근). 따라서 밀어서 올리는 프레스 같은 운동이나 날갯짓 하듯 팔을 위로 올리는 레터럴 레이즈 같은 운동이 어깨발달에 효과적이다.

어깨의 근육량을 증대시키기 위해서는 바벨이나 덤벨을 머리 위로 밀어 올리는 프레스 형식의 운동이 효과적이다. 근육의 모양을 세밀하게 다듬기 위해서는 팔을 펴고 옆으로 올리는 레터럴 레이즈 동작의 운동을 실시하는 것이 효과적이다.

3 승모근

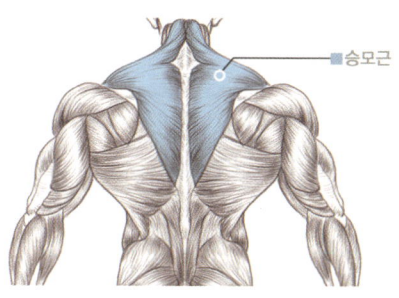

승모근이 발달되면 목이 짧아 보인다고 의외로 소홀히 하는 분들이 많다. 그러나 승모근을 발달시키면 목과 어깨사이의 라인을 강조해

옷의 맵시를 한 층 더 높게 연출해 준다.

승모(僧帽)는 '스님이 쓰는 모자'를 말한다. 스님이 쓰는 모자의 형태를 이루고 있어서 승모근이라고 하는 것이다. 승모근은 등 가운데 상부에 위치해서 다이아몬드 형태를 이루고 있으며, 머리 아래(목뒤)와 양어깨의 뒤쪽부분, 그리고 척추로 내려가서 가운데 부위에 꼭짓점을 형성하고 있다.

승모근은 당기는 동작이나 어깨를 회전시키는 동작, 어깨를 올리는 동작에 작용하며 승모근 근육이 발달돼야 다른 부위의 전체적인 힘을 이루고 균형을 이룰 수 있는 것이다. 승모근 운동은 업라이트 로우와 시러그 같은 운동이 효과적이다.

4 삼두근(상완삼두근)

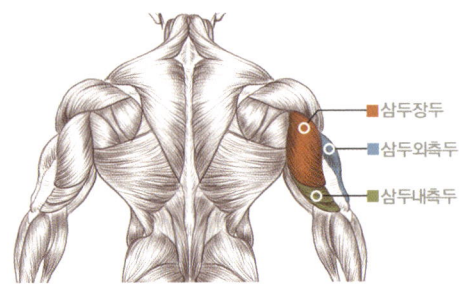

팔 뒤쪽에 있는 근육으로서 이두 반대쪽에 있는 근육이다. 상완삼두근의 장두, 외측두, 내측두의 3가지로 나누어져 있다. 그래서 삼두

頭筋, 3가지의 머리 형태로 이루어진 근육 라고 부른다. 팔을 두껍게 만들려면 삼두 근육을 발달시켜야 된다.

팔이 두꺼우면 반팔이나 긴팔을 입었을 때 옷의 팔부분이 빽빽하게 달라붙어서 옷맵시 또는 코디 시 신체의 볼륨감을 살려주는 효과가 있다. 특히 삼두근 바깥쪽(삼두 외측두)부분이 발달하면 정면에서 보았을 때 몸의 부피가 커지는 효과로 작용한다.

근육의 두께를 늘리려면 최대치(횟수나 무게)까지 해야 한다. 예를 들어 15개를 할 수 있는 무게에서 겨우 4~5개 정도밖에 할 수 없는 무게로 하면 근육의 두께가 두꺼워진다.

우람한 체형을 원한다면 어깨와 함께 삼두 외측두를 발달시키면 '등발' 좋다는 말을 듣게 된다. 삼두근은 가슴 운동할 때에도 많은 자극을 받기 때문에 바벨이나 덤벨을 이용한 근육량 증대운동(딥스 포함)을 우선으로 실시한다.

이어 근육의 모양을 만드는 운동(머신이나 케이블 훈련)은 전체적인 근육의 크기가 증대되어서 삼두근의 틀이 갖춰진 다음에 실시하는 것이 좋다. 삼두 근육은 펼 때 수축되는 근육이다(신근).

따라서 근육량을 증대시키기 위해서는 팔을 굽혔다 펴는 딥스, 네로우그립 벤치 프레스 같은 운동이 효과적이다. 삼두근육의 모양을 다듬기 위해서는 팔을 뻗어서 펴는 익스텐션 형식의 운동이나 케이블을 이용해서 팔을 밑으로 뻗어서 내리는 케이블 프레스 운동이 효과적이다.

5 광배근(등)

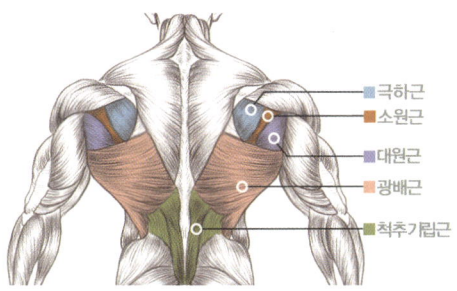

광배근은 넓을 광(廣) 등배(背)의 한자가 말해 주듯이 넓은 등판을 의미한다. 광배근은 등과 겨드랑이 밑에 걸쳐서 역삼각형 모양을 이루는 근육으로서 활배근으로 부른다. 주로 당기는 형태의 동작에서 작용하는 근육이다.

외적인 측면에서 옷을 입었을 때 살아있는 어깨라인과 남성다운 뒷모습, 그리고 폼이 나는 몸매의 실루엣을 연출하기 위해서는 역삼각 체형을 만들어야 된다.

또한 등 근육이 발달되면 가슴둘레가 증가되고 그만큼 옷을 입었을 때에도 가슴의 볼륨감이 높아지기 때문에 등 근육이 발달되면 가슴을 그만큼 돋보이게 하는 효과로 작용한다.

등은 상체의 뿌리와 기초 같은 역할을 하는데 무거운 물건을 들을 때나 당길 때, 기타 힘을 쓰는 동작에서 그 효율성의 극대화하기 위해서는 등(광배근)이 기본적 형성을 이루어야 되는 것이다.

극하근, 소원근, 대원근 등은 어깨 죽지 부근에 빗장갈래 형태로 모여서 형성된 작은 근육이고, 능형근은 견갑골사이의 날개 죽지 부근에 위치한 근육이며 척추 기립근은 허리근육이다.

특히 척추 기립근은 매우 중요한 근육이라고 할 수 있다. 골반 위에서 머리 아래까지 연결되어서 척추를 지지하고 있는 긴 근육무리로서 척추를 곧게 세워주어서 상체의 동작과 운동을 가능하도록 도와주는 기능을 하기 때문이다.

척추 기립근을 발달 시켜주는 것이 웨이트 트레이닝을 하는데 있어서 그만큼 큰 힘을 쓰게 해 주게 한다. 등 근육은 굽힐 때 수축되는 근육이다(굴근).

따라서 로우동작과 같이 팔을 등 뒤쪽으로 당기는 동작이나 랫 풀다운이나 철봉의 턱걸이 같이 팔을 아래쪽으로 당기는 동작의 운동 등이 효과적이다.

6 이두근

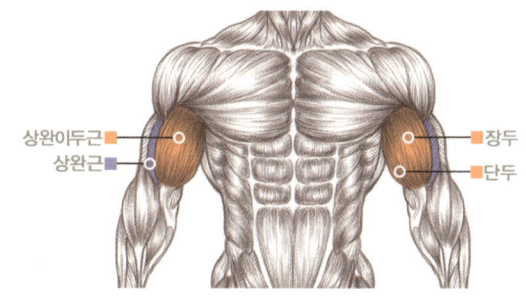

흔히 '알통'이라 부르는 근육이 이두근이다. 주로 팔을 굽히거나 말아 올리는 동작에서 작용하는 근육이다. 이두근육의 장두와 단두, 2개로 나누어져 있는데 그래서 이두라고 부른다. 이두는 팔 전면에 보이는 근육이기 때문에 가장 눈에 띄고 때문에 많은 남성들이 발달시키려고 하는 부분이다.

이두를 발달시키면 팔을 굽혔을 때 멋진 팔 라인을 연출할 수 있다. 또한 팔을 굽혔을 때 작용되는 근육이기 때문에 팔을 굽혀서 힘을 요하는 동작에서 파워를 발휘할 수 있다.

특히 신발 끈을 묶는 자세나 머리를 만지는 동작 등과 같이 팔이 굽어지는 자세에서 이두근은 팔의 볼륨감을 높여서 팔 라인을 멋지게 연출한다. 이두 근육은 굽힐 때 수축되는 근육이다(굴근).

따라서 기구를 잡고 말아서 올리는 동작의 운동(Curls 형식의 운동)이 이두근 발달에 효과적이다.

근육량의 증가를 위해서는 바벨과 덤벨을 이용한 운동이 효과적이고, 모양을 다듬고 이두를 확실히 분리시키기 위해서는 케이블을 위한 운동이 효과적이다. 특정부위 발달을 위해서는 머신을 이용한 운동이 효과적이다.

7 전완근

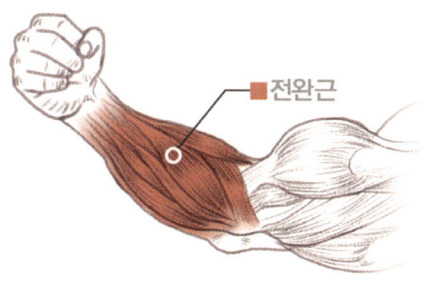

전완근은 앞전前 팔뚝 완腕자의 한자가 말해주듯이 팔의 앞부분 팔뚝을 의미한다. 즉 전완근은 팔뚝이라 부르는 부위의 근육이며 손목과 팔꿈치 사이에 있는 근육이 전완근이다. 전완근은 성장속도가 느리기 때문에 어지간한 강도로 해서는 잘 발달되지 않는 부위다.

전완근은 반팔을 입었을 때 눈에 뜨는 부위이기 때문에 이 부위를 발달시키면 여름철 반팔코디에 남성다운 팔의 볼륨을 높여준다. 하지만 초보자는 전완근에 크게 신경 쓸 필요는 없다. 이유는 전완근은 웨이트 트레이닝을 하게 되면 자동적으로 발달되는 부위이기 때문이다.

특히 데드 리프트나 이두운동을 할 때 많이 참여하는 부위가 전완근이기 때문에 이들 운동을 하게 되면 전완근은 발달되게 된다. 전완근은 굽힐 때 수축되는 근육이다(굴근).

따라서 별도로 전완근을 발달시키면 리스트 컬과 같이 아령이나 바벨을 들고 손목을 까딱거리는 동작들이 효과적이다.

8 복근

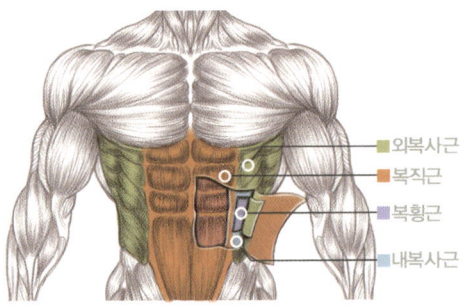

복근腹筋은 복부의 근육이다. 흔히 왕 자나 식스 팩이라고 부르는 근육이 복근인데 복근은 이성의 관심을 끄는 근육군이면서 남자들이 제일 만들고 싶어 하는 선호도가 높은 부위다.

복근은 내부 장기를 보호하며 복직근은 가슴부위를 아래로 잡아 당기거나 골반부를 위로 당기는 기능으로 척추를 앞으로 굽히거나 복압을 가할 때 작용한다.

내·외복사근은 한쪽 방향으로 작용하면 그 방향으로 척추가 돌아가도록 돌려주는 회전과 굴곡의 기능을 하며, 양쪽 모두 작용하면 골반을 위로 당기는 기능을 가지고 있다.

복직근은 흔히 왕 자라고 부르는 식스 팩으로 나누어진 부위이며 외복사근과 내복사근은 복부 측면에 있는 근육이다(외복사근 밑에 층에 내복사근이 위치하고 있다).

복근은 성장속도가 느리기 때문에 시간 있을 때 마다 틈틈이 자주 해주는 것이 좋다. 복근은 굽힐 때 수축되는 근육이다(굴근). 따라서 상복부는 오므리는 동작이 효과적이며 하복부는 다리를 들어 올리는 동작이, 그리고 외복사근은 측면으로 틀어주는 동작이 효과적이다.

9 하체

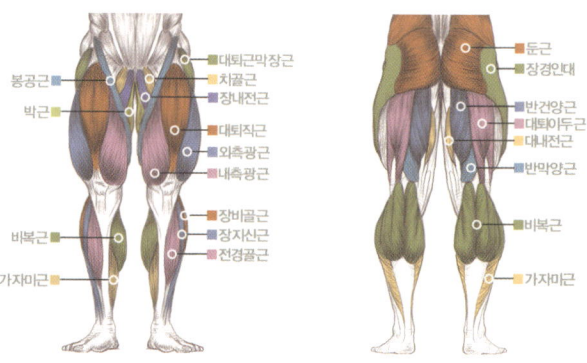

하체가 굵으면 바지 입을 때 불편하기 때문에 걱정하는 사람들이 많다. 대퇴근이 발달되면 멋진 허벅지 라인이 형성된다. 청바지 입을 때 바깥으로 표출되는 허벅지 라인은 정말 예술이라고 평가받게 된다.

힘과 파워, 그리고 기초체력 부분에서도 등과 다리는 무척이나 중요한 부위다. 기초가 튼튼한 건물이 견고해 지진에도 강하며 뿌리 깊은 나무가 강한 바람에도 흔들리지 않듯이 우리 몸의 체중을 지탱하고 있는 하체가 강해야 힘도 그 만큼 쓸 수 있다.

상체 위주의 웨이트 트레이닝을 집중하는 사람들이 많은데 하체운동을 하지 않으면 나중에 힘과 근육의 불균형에서 오는 문제점 때문에 후회하게 된다. 하체의 근육은 대퇴사두근(허벅지 앞쪽), 대퇴이두근(허벅지 뒤쪽), 종아리(장딴지)로 구분해서 운동을 한다. 참고로 대퇴사두근은 팔의 삼두(상완 삼두근), 대퇴이두근은 팔의 이두(상완 이두근)로 생각하면 된다.

대퇴사두근(앞쪽 허벅지)

대퇴사두근은 다리를 펼 때 작용을 하는 근육으로 4개의 근육무리로 나누어져서 대퇴사두근이라고 부른다. 대퇴사두근 무리에는 신근작용(펼 때 사용됨)을 하는 근육으로서 대퇴직근, 내측광근, 외측광근, 내전근 무리(박근, 장내전근, 치골근, 봉공근) 등으로 구성되어 있다. 대퇴사두근은 펼 때 수축되는 근육이다(신근).

따라서 앉았다 일어서는 동작, 다리를 밀어서 올리는 동작, 다리를 펴거나, 뻗어서 늘리는 동작 등이 이 부위를 발달시키는데 효과적이다.

대퇴이두근(슬굴곡근-뒤쪽 허벅지)

대퇴이두근(슬굴곡근)은 다리를 굽힐 때 작용을 하는 근육이다.

슬굴곡근 또는 슬와근 무리에는 대퇴사두근과 반대로 굴근작용(굽힐 때 사용됨)을 하는 근육으로서 대퇴이두근, 반막양근, 반건양근으로 구성되어 있다. 대퇴이두근도 2개의 근육무리로 나누어져서 대퇴 이두근이라고 부른다. 대퇴이두근(슬굴곡근)은 굽힐 때 수축되는 근육이다(굴근). 따라서 이 근육을 발달시키려면 다리를 굽히는 동작, 다리를 말아 올리는 동작 등이 효과적이다.

종아리

장딴지라고 부르는 근육으로서 비복근이라고 한다. 종아리근육 무리에는 비복근과 가자미근으로 크게 구분되는데, 일반적으로 종아리 부분에 크게 보이는 근육이 비복근이며 그 아래에 일부 비복근에 덮여서 발쪽으로 연결된 근육이 가자미근이다.

보통 종아리 운동 시에 일어서서 실시하면 비복근에 강한 자극을 주고, 앉아서 실시하면 비복근 하단과 가자미근에 자극을 많이 주게 된다. 종아리도 발달이 느린 부위로서 자주해주는 것이 좋으며 까치발을 들고 내리는 동작들이 이 부위를 발달시키는데 효과적이다.

10 둔근(엉덩이)

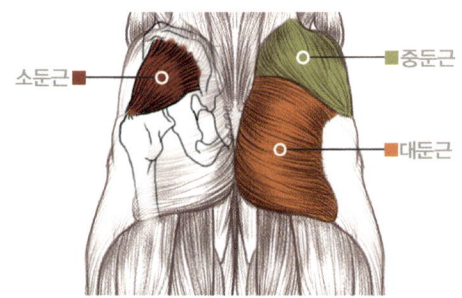

엉덩이(힙)이라고 부르는 부위로서 하체의 어깨라고 볼 수 있는 부위로서 기능적인 면에서도 매우 중요한 부위다. 엉덩이는 뒷모습 중 유일하게 튀어나온 부분이 엉덩이로서 엉덩이가 납작하다면 뒷모습을 볼 때 신체의 볼륨미는 그만큼 떨어지게 된다. 옷을 입는 면에서도 엉덩이 부위는 매우 중요하다.

바지를 입었을 때 엉덩이가 없으면 뒤가 꺼진 것 같아서 볼품이 없어지고 수영복을 입었을 때 엉덩이가 없으면 섹시한 매력은 반감된다.

보통 엉덩이는 지방의 구성 비율이 높은 부위다. 다이어트를 하게 되면 쉽게 꺼지는 부위이며 때문에 마른체형이나 비만체형이나 엉덩이의 볼륨업을 위해서는 이 부분의 단련해서 근육량을 늘리는 것이 필요하다.

엉덩이 근육의 둔근은 대둔근, 중둔근, 소둔근의 3가지 근육으로 구성되어 있다. 소둔근은 중둔근에 위해 가려져 있고, 중둔근은 대둔근에 의해서 많은 부분이 가려져 있어서 실제로 외부적으로 보이는 부분은 대둔근이라고 할 수가 있다(중둔근은 골반 상부의 측면에 조금 보인다).

대둔근은 엉덩이의 주류를 형성하는 근육으로서 전체 둔근 중에서 가장 강한 근육이며 섹시한 뒷모습과 힙업을 위해서는 이 부위를 발달시키는 것이 중요하다.

대둔근은 엉덩이 후면의 볼륨라인과 힙업을 위한 직접적인 부위다. 이 부위를 발달시키려면 다리를 굽혔다 펴는 스쿼트 형태의 동작 또는 다리를 뒤로 뻗어서 차는 킥백 형태의 동작, 엉덩이를 최대한 신장시킬 수 있는 익스텐션 동작, 허리를 굽혔다 펴는 동작 등이 효과적이다.

중둔근과 소둔근은 대둔근 바깥쪽과 골반측면 전방에 위치하고 있으며, 소둔근은 중둔근보다 밑에 층에 형성되어 있다.

중둔근과 소둔근은 엉덩이 측면의 라인과 측면 볼륨업에 효과적인 부위로서 이 부위를 발달시키려면 다리를 옆으로 펴서 올리는 동작형태의 운동들이 효과적이다.

PART 9

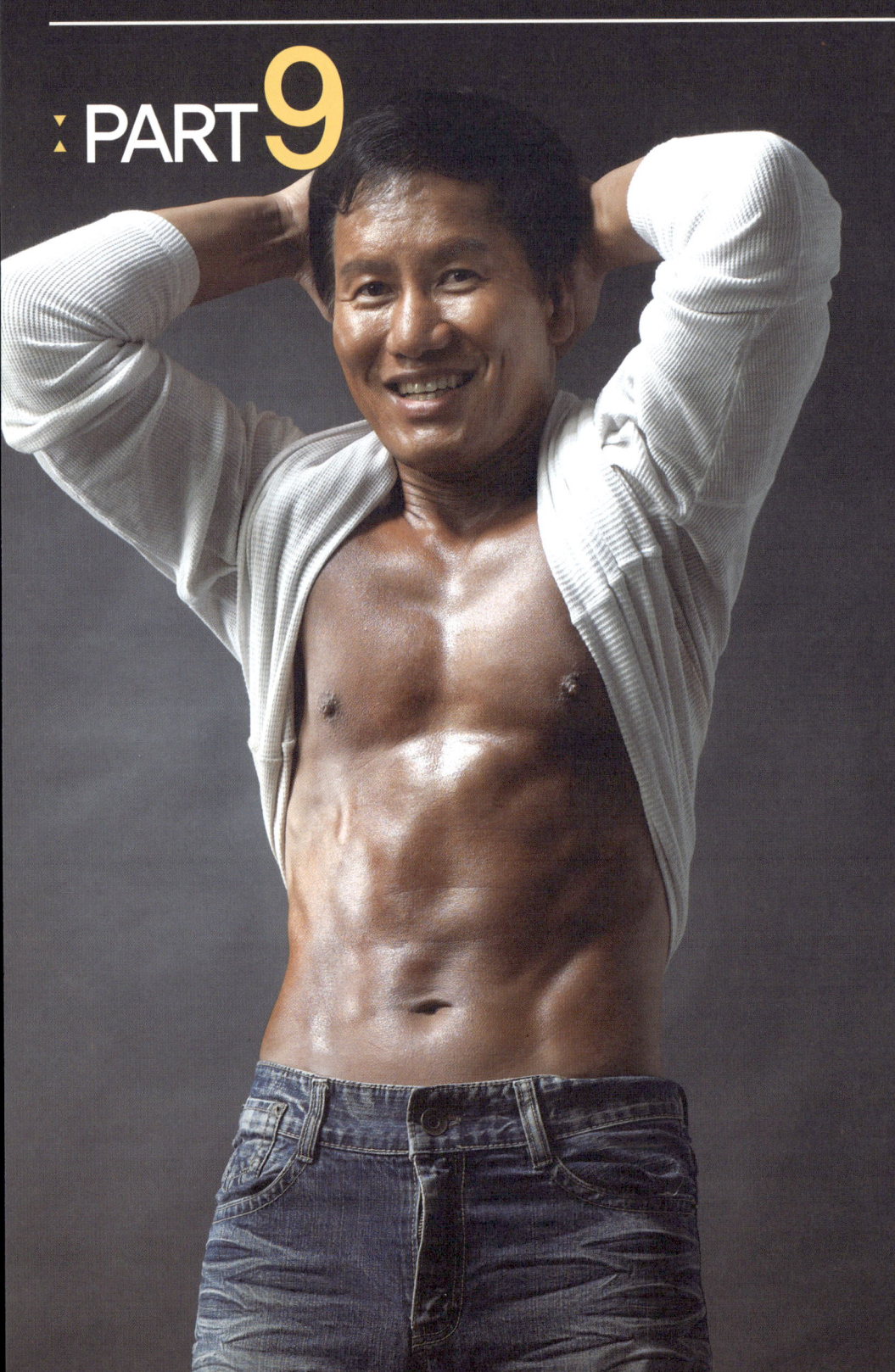

몸짱기자가 추천하는
10가지 팁

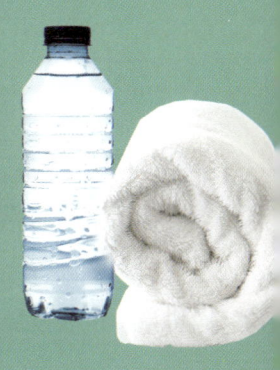

1. NO Pain No Gain
2. 초보자들의 나쁜 습관과 해결방안
3. 노년일수록 스스로를 몸짱으로 만들어야
4. 다이어트 성공을 위한 완벽 가이드
5. 뱃살을 빼고 탄력 있는 복부 만들기
6. 여성도 근력운동이 필요하다
7. 운동 중 부상을 예방하는 방법
8. 운동 전후 식사요령
9. 운동량과 오버 트레이닝의 상관관계
10. 집에서 기구 없이 멋진 몸 만들기

1 NO Pain No Gain

욕심(목표)을 가져야 목표를 달성할 수 있다

옷이 날개라는 말이 있다. 어떻게 코디를 하고 어떻게 옷을 연출하느냐에 따라서 사람이 다르게 보이는 것이다. 하지만 아무리 비싸고 좋은 유명브랜드의 옷을 입어도 기본적으로 몸이 받쳐주지 않으면 폼이 나지 않는다.

건물골조의 폼(기본바탕)이 좋아야 마감도 아름답게 떨어지는 것과 같이 사람도 기본적으로 몸(몸매)이 받쳐줘야 옷이란 날개를 달게 되는 것이다. 소위 '옷걸이'가 좋아야 한다는 말이다.

몸이 좋으면 싸구려 티셔츠 한 장을 입어도 몇 백만 원 브랜드의 옷을 입은 것보다 더 멋이 있고 폼 나게 보일 수 있다.

하지만 세상에 공짜는 없다. 몸짱이 되는데 있어서는 'No Pain No Gain(고통 없이 얻는 것은 없다)'이란 말이 가장 잘 어울린다고 할 수 있다. 건강하고 아름다운 몸을 만들기 위해서는 규칙적인 습관과 욕심(목표)이 가장 중요하다.

그런데 처음 운동을 시작하는 사람들은 급한 성격과 지나친 욕심으로 몸을 망치는 경우가 생긴다. 살을 빼고 빠른 효과를 얻기 위해서 먹는 양을 지나치게 줄이면서 운동을 하기도 한다. 또 근육을 만든다는 생각으로 자신의 능력에 맞지 않는 중량을 다루다가 부상을 입기도 한다.

필자의 경험으로는 6대4나 4대6 법칙이 합리적인 것 같다. 물론 살을 빼기 위한 것이냐 근육을 만들기 위한 것이냐에 따라서 조금 달라질 수 있겠다. 살을 빼는 게 목적이라면 식사량 조절의 비중을 6에 두고 운동량의 비중을 4에 두는 방법이 좋다. 살을 빼기 위해서는 식사량의 조절(식이요법)이 함께 이루어져야 효과를 얻을 수 있기 때문이다. 반대로 근육질의 멋진 몸을 만드는 것이 목적이라면 식사량 조절의 비중은 4에 두고 운동량의 비중을 6에 두는 것이 좋다.

보디빌더가 되기 위한 것이 아니고 건강하고 탄력 있는 몸을 만드는 것이 목표인 만큼 선수들과는 다른 방법을 선택해야 하는 것이다.

공중파 방송에 소개되는 '몸짱 만들기 100일 작전' 등이 인기를 끌고 있다. 이 프로그램은 전문적인 트레이너의 도움을 받아 짧은 기간에 효과를 얻기 위한 것이다. 물론 효과도 빠르다. 하지만 일반인이 따라 하기에는 아주 힘든 프로그램이다. 프로그램을 시청한 독자들은 알겠지만 '몸짱 프로그램'을 소화하기란 쉽지 않다.

웨이트 트레이닝과 보충제

피트니스센터에 가면 보디빌더들이 운동을 한 후 '보충제'라고 불리는 것을 꼬박꼬박 챙겨먹는 장면을 볼 수 있다. 이러한 모습을 보고 일반인들 가운데도 운동은 소홀히 하면서 보충제만 먹으면 근육이 금방 붙을 것으로 기대하는 사람도 있다.

하지만 보충제는 말 그대로 부족한 영양분을 보충해주는 식품의 일종이다. 탄수화물, 단백질, 비타민, 무기질 등의 영양소를 먹기 쉽게 알약, 캡슐, 가루의 형태로 가공한 것이다.

웨이트 트레이닝에서 보충제는 탄수화물과 단백질을 보충하는 용도로 많이 사용된다. 실제로도 사람들이 가장 많이 찾는 것은 분말 형태의 단백질과 탄수화물 보충제다.

근력운동을 시작하면 우리 몸은 예전보다 더 많은 영양분을 요구한다. 꾸준히 정기적으로 운동을 할 경우 몸의 신진대사가 활발해지는 한편 근육의 회복과 재생에 영양분을 사용한다. 즉 여분의 영양을 섭취해야 할 필요성이 생기는 것이다.

근력운동을 하면 근육이 상처를 입고 재생하는 과정을 거치면서 더 강해지게 된다. 선수수준이 아닌 보통 사람들은 일반적인 식사로도 충분한 탄수화물과 단백질을 몸에 공급할 수 있다.

하지만 시간에 쫓기고 매일 먹을 것을 따로 준비하는 과정을 거치는 것이 번거롭기 때문에 보충제를 선택하는 사람이 있다. 보충제는 절대로 체중을 빼주거나 근육을 만들어주는 효능을 가진 것이 아니다.

조각같이 빚은 몸을 자랑하는 보디빌더도 보충제를 먹는 것만으로 근육을 만든 것이 아니다. 운동이 가장 중요하다. 근육 만들기나 다이어트를 할 때는 '운동-휴식-영양'의 3박자가 맞아야 한다. 이 중 하나라도 부족하면 운동의 효율이 떨어지거나 건강을 해칠 수도 있다.

하지만 초보 운동자들에게 가장 중요한 것은 '운동'이다. 처음 운동을 시작할 때는 운동이 몸을 변화시키는 데 있어 가장 큰 비중을 차지한다. 물론 영양섭취도 중요하다. 그러나 아주 세세한 부분까지 양과 질을 따져서 먹는 것은 '고급자'의 수준이다.

준선수급이거나 실제로 선수인 사람들에게 있어 몸의 발달과 유지는 영양섭취가 큰 비중을 차지한다. 하지만 초보 운동자들에게 영양이 차지하는 비중이 사실 그렇게 크지 않다.

운동을 시작하면 우선 근력·근지구력·심폐지구력·유연성 등을 개선시켜 나가야 하며 이 과정에서 필요한 것은 자신이 힘들다고 느끼는 정도 혹은 그 이상의 강한 운동이다. 체력의 수준은 개인적으로 차이가 있다.

그러나 힘들다고 느끼지 않는 수준의 운동으로는 몸이 변하지 않는다. 뇌에서 '근육이 필요하다'고 느낄 정도로 강한 신호를 보내야 몸에 근육이 붙는다.

초보 운동자들은 하루 세 번 밥을 잘 챙겨먹는 것을 기본으로 해야 한다. 운동 전후로 약간의 탄수화물을 섭취하고 식단에서 단백질(고기, 계란, 콩, 두부) 등의 비율을 늘리는 정도로도 충분히 몸에 필요한 영양소를 섭취할 수 있다.

가장 중요한 것은 하루 세 끼를 잘 챙겨먹는 것이다. 근육이 불어나기를 원하는 사람은 양을 조금 늘리고 다이어트를 원하는 사람은 양을 조금 줄이면 된다.

물론 몸에 해로운 정제탄수화물(빵, 과자, 설탕 종류)은 되도록 피하고 포화지방(소고기, 돼지고기) 등은 양을 조절하는 것이 좋다.

단백질의 경우 보충제로 한 번에 해결된다고 생각하는 사람도 있다. 하지만 단백질을 아무리 많이 먹어도 필수아미노산(체내 합성이 불가능한 10가지 아미노산)이 부족하면 몸에서는 사용하지 못한다.

아미노산은 단백질을 이루는 기본 성분으로 단백질은 체내에서 아미노산으로 분해된 후 흡수된다. 하지만 식품별로 필수아미노산 함량이 다르기 때문에 골고루 먹는 것이 좋다. 꼭 고기나 계란이 아니더라도 곡류, 콩, 두부에도 필수아미노산이 들어있다.

하지만 함께 먹어서 서로 부족한 것을 보충해야 몸속에서 단백질로 활용이 가능하다. 즉 하루 세 끼를 먹을 때 현미, 잡곡, 콩, 두부, 계란 등을 함께 먹는 것이 좋다.

2 초보자들의 나쁜 습관과 해결방안

초보 운동자들을 위해 근육성장의 길로 들어서는데 방해가 되는 나쁜 습관들과 그 해결방안을 추려보았다. 여기서 초보자라 함은 보디빌딩을 시작한지 1년이 안 된 사람을 말한다. 다음 문제들 중 어느 하나에라도 '예'라는 대답이 나오면 근육성장에 심각한 장애를 초래할 만큼 뭔가 부족하다는 뜻이다.

지난 3개월 동안

☑ 스쿼트보다는 레그 익스텐션을 주로 했는가? 아니면 데드 리프트 대신 백

익스텐션을 했는가?
- [ ] 1회 이상 자신의 훈련 프로그램을 바꿨는가?
- [ ] 항상 같은 무게의 중량을 사용했는가?
- [ ] 매일 아침 누가 깨워야 일어날 정도로 수면이 부족했나?
- [ ] 하루에 식사는 세 번만 했는가?
- [ ] 웨이트 트레이닝보다는 농구, 조깅, 에어로빅과 같은 유산소운동을 하는 시간이 더 많았는가?

보디빌딩은 단순히 체육관에서만 이루어지는 스포츠가 아니다. 모든 필요충분조건이 완전히 충족될 때에만 원하는 바를 이룰 수 있다. 빠른 성장을 원한다면 그러한 조건들 중 어느 하나라도 소홀히 하는 일이 없어야 한다.

어떤 결과를 초래할 지도 모른 채 수많은 보디빌딩 초보자들이 실패의 길을 걷고 있다. 자신에게 솔직해져야 한다. 지금까지 훈련하면서 흘린 땀에 비례한 결실을 맺지 못했다면 자신의 문제점들을 파악해야 한다.

1. 특히 위험한 운동만 골라서 한다

운동자세가 올바르지 않으면 어떤 운동을 하든지 부상의 위험이 따른다. 하지만 그중에서도 특히 위험성이 높은 운동이 있다. 일부 운동은 교과서식 운동 실시방법을 따라해도 위험한 경우가 있다.

가장 흔한 예가 스미스 머신 스쿼트와 발꿈치를 원판 위에 올려놓고 실시하는 스쿼트, 목 뒤로 실시하는 비하인드 넥 프레스, 비하인드 넥 풀업, 비하인드 넥 풀 다운, 핵 스쿼트, 벤치에서 실시하는 스티프 레그드 데드 리프트, 목 쪽으로 중량을 내리는 벤치 프레스, 머리 위로 올리거나 누워서 실시하는 삼두근 운동인 트라이셉스 익스텐션이다.

이들 운동을 하면 관절과 결체 조직에 지나친 부담이 가서 근육통증이나 심하게는 부상을 유발하게 된다. 따라서 보디빌딩 초보자는 위험성이 큰 운동을 포함시켜서는 안 된다.

그보다 훨씬 안전하면서도 비슷한 효과를 내는 운동들이 있다. 굳이 위험한 운동만을 골라서 할 필요는 없는 것이다. 위험성이 큰 운동들 대신 스탠딩 스쿼트나 앞쪽으로 끌어당기는 풀 다운 운동 등을 하면 된다.

2. 가장 비생산적인 운동만 골라서 한다

초보자들이 많이 하는 실수 중의 하나가 이런 근매스 기르기 운동 대신 레그 익스텐션이나 레그 컬, 펙-덱 플라이(버터 플라이), 래터럴 레이즈처럼 쉽고 비효과적인 운동을 하는 것이다.

가장 효과적인 근육증강 운동이라면 단연 스쿼트나 데드 리프트, 파워 클린, 벤치 프레스, 평행바 딥, 치닝(턱걸이), 벤트 오버 로우, 오버헤드 프레스와 같은 복합관절 운동이다. 따라서 고립운동 대신 복합관절 운동을 중점적으로 실시하되 근력이 넘치는 훈련을 시작할 때 이들을 실시한다.

3. 운동 실시 기술을 중요하게 생각하지 않는다

솔직히 초보자들 중에는 올바른 운동 실시 기술에 신경을 쓰는 사람이 많지 않다. 이들은 훈련프로그램을 어떻게 짤 것이며 어떤 기구를 사용할 것인지 등에 정신이 팔려 완벽한 운동 실시 기술을 심각하게 생각하지 않는다. 그러다 보면 중량 하나도 제대로 다룰 수 없게 될 뿐만 아니라 통증이 뒤따르기도 한다. 따라서 훈련에서 가장 중요한 것은 훈련기술이다. 운동을 하다가 부상을 입는다면 아무리 뛰어난 효과를 자랑하는 운동도 소용없다.

반복속도가 운동기술의 전부가 아님에도 불구하고 초보자들은 대개 1초 만에 중량을 들어 올렸다가 또 다시 1초 만에 중량을 내려놓는다. 이런 식의 훈련은 절제 있는 훈련이 아니다. 올라갈 때 3초, 내려갈 때 3초씩 여유를 두고 동작을 실시해야 한다.

근육을 제대로 운동시키고 부상의 위험성을 최소화하기 위해서 처음에는 사용중량을 낮춰 운동기술을 가다듬고 발전시켜야 한다. 이렇게 몇 달을 훈련하고 나면 예전의 서툴렀던 자세가 아닌 완벽한 운동자세로 무서운 중량도 다룰 수 있게 된다.

4. 가능한 한 훈련을 많이 한다

무엇이든 많을수록 좋다는 생각을 버려야 한다. 이런 생각을 갖고 훈련에 임하는 초보 운동자들은 당연히 좋은 결과를 얻지 못한다. 세트수, 반복수, 훈련강도에 있어서도 많기만 하면 무조건 좋은 걸로 아는 사람들이 많다. 따라서 각 근육 무리는 최대 1주일에 2회 훈련한다. 이 정도면 신체가 충분한 회복기를 거치면서 훈련을 하게 된다.

5. 다른 활동에 더 많은 시간을 할애한다

적당량의 유산소운동이 심장을 튼튼하게 하고 선명한 근육을 만들어준다는 이유 때문에 많이 하면 할수록 더 좋을 것이라는 생각을 하는 사람들이 있다. 그래서 매주 4~5회 유산소운동을 하면서도 주말이 되면 농구나 축구 등 격렬한 운동까지 즐긴다. 이렇게 되면 실제 웨이트 트레이닝을 할 때에 쓸 힘이 모자라게 될 뿐만 아니라 회복속도 역시 느려진다. 따라서 체육관 밖에서의 격렬한 신체활동을 자제해서 나중에 훈련할 때 에너지가 고갈되는 일이 없도록 한다.

체중문제가 없는 사람이면 1주일에 2회 이상으로 매회 25분 동안 중간정도의 유산소운동이면 충분하다.

6. 매 세트를 최대 강도로 밀어붙인다

모두들 있는 힘껏 열심히 훈련을 해야 한다고 말한다. 하지만 너무 힘을 들여 하다 보면 오히려 역효과가 난다. 상당수의 보디빌딩 초보자들이 강제 반복이나 네거티브 또는 드롭세트와 같은 난이도 높은 훈련기술을 사용한다. 이렇게 하다 보면 완전 탈진상태가 되거나 회복할 능력이 떨어져 버린다. 따라서 초보자들은 고급 훈련원칙을 생각하지 말고 기본기에 충실해야 한다. 경험 많고 수준 높은 보디빌더들조차도 가끔씩만 고급 훈련원칙들을 사용한다.

7. 완벽한 방법을 찾아 헤맨다

최상의 훈련방법을 찾기 위해 훈련프로그램을 자주 바꾸고 끈기 없이 계속해서 바꾸기만 하다 보면 원하는 몸을 만들 수 없다. 따라서 신체 부위별로 주2회 훈련이 가능하도록 2개 훈련 루틴을 번갈아 가면서 실시한다. 프로그램을 짰으면 몇 개월 동안은 두고 본다. 너무 갑자기 바꾸지 말아야 한다.

8. 훈련이 아니라 잡담이 목적이다

효과적인 훈련이란 자신이 하고 있는 운동에 100%의 집중력을 투자하는 것이다. 보디빌딩을 시작한지 얼마 되지도 않은 사람들이 훈련보다는 옆 사람과의 잡담을 더 즐긴다면 집중력이 흐트러지고 만다. 잡담은 훈련이 끝나고 나서라도 얼마든지 할 수 있으니 다른 곳에 정신을 팔지 않도록 주의한다.

9. 항상 지칠 때까지 훈련한다

지쳐서 더 이상 발걸음을 뗄 수 없을 지경이 되어야 제대로 훈련을 했다고 여기는 사람이 많다. 열심히 훈련하되 훈련시간은 짧게 갖는다.

물론 훈련을 끝내고 나면 피로를 느껴야 마땅하다. 하지만 이때 느끼는 피로는 훈련을 멋지게 해낸 데서 오는 피로감이다.

훈련의 양이 너무 많아 손가락 하나 까딱하지 못할 지경이 될 정도라면 세트수와 운동량을 줄여야 한다.

10. 항상 똑같은 무게의 중량을 사용한다

지금 사용하고 있는 중량과 3개월 전에 사용했던 중량을 비교해 본다. 초보자들은 3개월이면 근력이 꽤 붙는다. 자신은 어떤지 한번 체크해 봐야 한다. 따라서 어떤 운동이든지 전보다 나아지려면 반복수나 사용중량을 늘릴 수 있다. 점진적인 발전이 이루어져야 한다. 운동마다 목표를 정해 놓는다.

8회 반복의 3세트로 바벨 프레스를 할 수 있게 되면 그 다음에는 같은 운동을 할 때 중량을 늘린다. 가장 최근에 실시한 훈련에서 8회 반복으로 2세트와 6회 반복으로 1세트 밖에 하지 못했다면 8회 반복으로 3세트를 할 수 있을 때까지 기다렸다가 사용 중량의 5%를 올린다.

한꺼번에 중량을 많이 늘리는 것보다 자주자주 조금씩 늘리는 것이 더 안전하고 효율적이다.

11. 잠이 모자란다

열심히 운동해서 한껏 부풀어 오른 근육을 자랑하기 위해 타이트하게 달라붙는 티셔츠를 입고 친구들 모임이나 나이트클럽에 돌아다니다가는 그 동안 노력해서 얻은 근육을 다 잃어버리고 말 것이다. 따라서 원하는 시간에 일어날 수 있도록 잠자리에 일찍 든다. 근육은 휴식을 취할 때 자라기 때문에 보디빌더에게 충분한 수면은 필수적이다. 보디빌더들을 포함한 대부분의 사람들은 원하는 시간보다 일찍 잠을 깨야 한다. 다시 말하면 대다수의 사람들이 잠을 충분히 자지 못한다는 뜻이다.

12. 새가 모이를 먹는 것처럼 식사한다

보디빌딩에 있어서 영양섭취의 중요성을 모르는 사람은 없다. 그러나 대부분의 초보자들은 음식의 질이 근육성장에 얼마나 영향력을 끼치는지 깨닫지 못하고 있다. 따라서 체지방이 눈에 띄게 불어나지 않는 선까지 영양소가 풍부한 음식(가공되지 않은 음식)을 마음껏 섭취한다.

하루에 5~6회 일정 간격을 두고 양질의 음식을 얼마나 먹느냐가 제일 중요하다. 영양소와 보충제에 대한 세부사항을 챙기기 전에 우선 양질의 음식을 충분히 먹어야 한다.

13. 기대에 못 미치는 훈련결과에 불만을 늘어놓는다

훈련결과가 원하는 대로 나오지 않으면 늘 훈련걱정에 시달리고 자신의 몸에 불평만 늘어놓게 된다. 자신의 훈련방법을 보다 나은 방향으로 개선시키지 못한다면 화를 낸들 아무 득이 없다. 따라서 순서대로 차근차근 훈련하다 보면 그에 상응하는 결과가 나오기 마련이다. 일단 현재 훈련방식이 바라던 결과를 가져오기 시작하면 조바심을 내지 않아도 된다.

3 노년일수록 스스로를 몸짱으로 만들어야

은퇴 후에도 활발한 활동을 꿈꾸는 건강한 노년의 삶을 위해서 가장 중요한 것은 무엇일까?

아마도 '주위에 의지하지 않고 스스로 자유롭게 활동할 수 있는 건강한 신체'일 것이다. 최근 노년인구 중에서 비만에 대해 고민하고 있는 사람들이 많은 것 역시 이러한 노년의 삶에 대한 인식변화의 일환으로 볼 수 있다.

인덕이라고 불리던 두둑한 뱃살이 대표하는 비만은 각종 성인병을 유발한다. 노년의 체중감소는 체력과도 직결되는 것이므로 체중관리와 근육량 관리가 중요하다.

1. 근력운동과 식이요법으로 근육량을 늘리자

50대 이후에 별다른 이유 없이 체중이 줄어드는 것은 복부비만이 개선되지 않은 상태에서 근육이 빠져 팔과 다리가 가늘어지는 경우가 많기 때문이다.

이렇게 되면 운동능력이 떨어져 삶의 질이 현저하게 감소한다. 또 체중이 감소하는 사람은 흔히 영양불균형을 동반한다. 이 시기의 영양 불균형은 면역력 저하를 초래해 각종 질병의 단초가 된다.

근육은 열량을 소모하는 엔진 역할을 한다. 근육량이 많아야 기초 대사량이 올라가 섭취한 열량이 지방으로 축적되지 않는다. 또 근육은 포도당을 대사하는 공장 역할을 하기 때문에 근육이 많으면 당뇨에 걸릴 확률이 줄어든다.

최근에는 전체 몸무게보다 체지방과 근육의 비율을 중시한다. 비만 하지 않더라도 근육이 적고 체지방이 많으면 대사증후군 위험이 높다. 흔히 말하는 '마른 비만'이 여기에 해당된다. 질병관리본부에 따르면 마른 사람이 정상인보다 사망위험이 오히려 1.5배에서 2배 높다.

보통 35세 이후 여성은 10년마다 1kg, 남성은 1.5kg의 근육이 소실 된다. 따라서 나이가 들면서 근육이 사라져 체중은 줄지만, 지방은 오 히려 많아져 심장병이나 뇌졸중 등의 각종 성인병이 생길 위험이 높아 지는 것이다.

2. 스스로 챙기는 5대 영양소로 근육량 증가를

근육량을 증가시키는 방법은 다양하다. 1주일에 3회, 최소 30분에서 1시간 정도 근력운동을 하는 것이 좋다.

근육의 힘을 키우면 뼈와 단단히 결합하는 양질의 근육을 늘릴 수 있어 낙상 등의 사고를 겪더라도 큰 부상을 막을 수 있다.

근육운동은 집에서도 얼마든지 가능하다. 벽에 기댄 채 앉았다 일어나기, 엉덩이 들어올리기 등을 하면 하체근육이 발달하고 윗몸일으키기, 팔굽혀펴기 등으로 상체근육도 발달시킬 수 있다.

하지만 60대 이상의 노년층은 무리하게 운동하면 부상위험이 있으므로 운동을 적당히 하면서 근육량을 늘려주는 식품섭취를 병행해야 한다.

콩·장어·고등어·닭고기·쇠고기가 단백질 함량이 많다. 특히 콩은 100g당 36.2g의 단백질을 포함하고 있는 고급 단백질 식품이다. 콩 단백질은 운동능력을 향상시키는 효과까지 있어서 기력이 약한 노인들에게 특히 좋다.

5대 영양소를 식품을 통해 섭취하기는 쉽지 않다. 조리법이 번거롭고 단백질 섭취량을 늘리기 위해 한 가지 식품만 집중적으로 섭취하다 보면 영양소의 균형이 깨지기 쉽기 때문이다.

이럴 때 양질의 단백질과 함께 노년층에게 필요한 영양소를 골고루 담은 뉴트리포뮬러의 '시니어 밀 플러스'와 같은 시니어용 단백질 보충제를 활용해도 좋다.

시니어용 단백질 보충제는 식사대용으로도 섭취할 수 있지만, 체중이 많이 줄었다면 물, 두유, 우유에 타서 출출할 때 간식으로 마시는 것도 좋다.

4 다이어트 성공을 위한 완벽 가이드

1. 감량계획

신체에 무리를 주지 않고 감량하는 것을 추천한다. 급격한 감량은 위험하기 때문이다. 한 달에 1~2kg씩 감량한다는 계획으로 하는 것이 적당하다. 비만이 심각하면 한 달에 2kg, 심각한 수준이 아니면 1kg 정도가 적당하다.

그렇게 감량하면서 근력운동을 동시에 해줄 때 자신의 몸을 어떠한 계획으로 어떠한 부위를 조각하고 다듬어야 하는지 알 수 있다. 이렇게 해야 탈 없고 부작용 없이 다이어트를 할 수 있다.

자신의 기초대사량 만큼 또는 그보다 조금 적게 먹고 하루에 300kcal의 열량을 운동으로 소비시키면 한 달에 1~2kg 정도 감량할 수 있다.

2. 다이어트 운동

다이어트를 위한 운동에는 다음 3가지 중 하나만 빠져도 운동효과를 기대하기 어렵다.

유산소운동+근력운동+유연성운동

유산소운동은 수영, 걷기, 달리기, 각종 구기 종목 등이 속하며 체지방을 에너지로 사용하기 때문에 다이어트와 체지방 감량에 꼭 필요한 운동이다.

근력운동(무산소운동)은 그날 먹은 음식을 에너지로 사용하기 때문에 감량효과는 적지만 근육량을 늘려서 탄탄한 신체를 만들게 한다. 근육량이 높아지면 칼로리 소비도 증대되어서 다이어트에 유리하다.

활동 시 소비되는 에너지는 근육의 활동으로 칼로리가 소비되는 것이다. 그렇기 때문에 근육량이 많으면 많을수록 다이어트에 유리하다. 그래서 다이어트 할 때에도 아령 등으로 하는 근력운동이 필요한 것이다.

살빼기로 지방이 빠져나가면 가죽은 줄지 않고 그대로 남아서 신체는 탄력을 잃게 된다. 지방이 빠져나간 자리를 근력운동으로 근육량을 늘려서 근육으로 채워야 탄탄하고 균형 잡힌 신체를 만들 수 있다.

유연성운동은 스트레칭이나 요가같이 근육과 골격을 이완시켜주는 동작으로서 혈액순환을 원활하게 도와서 혈액순환이 잘 안 되는 부위에 지방이 몰리는 것을 방지할 수가 있다.

운동 중 부상예방 효과를 얻게 하며 또한 부상이나 통증을 풀어주는 효과가 있다. 부상예방이나 부상치료에 꼭 필요한 것이 스트레칭 같은 유연성운동이다.

유연성운동은 몸매라인을 만들어 주고 골격을 바로 잡아 주기 때문에 전체 라인을 만드는데 필요한 운동이다.

3. 부위별 다이어트 방법이란 없다

다이어트 잡지나 정보를 보면 부위별로 살 빼는 운동법들이 많이 소개되고 있다. 특정부위 운동을 할 때 근육이 자극된다고 부위별로 살이 빠진다고 착각을 할 수가 있다.

실제로 유산소운동을 할 때 사용되는 에너지는 몸 전체의 피하지방이 소모되면서 얻어지기 때문에 부위별로 살이 빠진다는 것은 잘못된 생각이다.

과학적인 이론으로 보았을 때 부위별로 살을 빼는 방법은 없으며 부위별로 빠지지도 않는다. 그렇기 때문에 복부비만 해소를 위해서는 전체적으로 살을 빼야 된다는 결론이 나온다.

5분 일찍 기상해서 국민체조 또는 스트레칭을 해준다. 엘리베이터보다는 계단을 이용하고 3정거장 되는 거리는 걸어서 다닌다. 교통수단을 이용하더라도 앉지 말고 일어서서 근육에 계속 긴장을 주는 것이 칼로리 소비에 효과적이다. 그리고 수업 후 휴식시간이나 TV를 볼 때에도 틈틈이 스트레칭 등을 해주어서 근육에 긴장을 계속 유지하는 것이 칼로리 소비에 효과적이다.

이렇게 스트레칭을 자주 해주면 체형교정이나 라인을 형성해주는데 도움을 준다. 또 체형을 예쁘고 바르게 해주고 혈액순환 촉진 및 신진대사 증대에도 도움이 된다.

4. 유산소운동은 시간이 중요하며 파워워킹이 효과 좋다

유산소운동은 산소를 체내에 많이 공급해주어서 체지방을 에너지로 사용하면서 체지방을 태워서 소모시키는 체지방 감량에 직접적인 도움을 주는 운동이다.

일반 걸음속도로 걸을 경우에는 30분에서 1시간 이상을 걸어야 체지방을 에너지원으로 사용하는 유산소운동 효과를 얻을 수 있다.

조깅의 경우 처음 20분 동안은 그날 섭취한 탄수화물이 에너지로 사용되다가 20분 이후부터 체지방이 에너지로 사용된다. 그래서 조깅은 쉬지 않고 30분 이상 해야만 효과가 있다.

파워워킹은 조깅보다 강도가 절반수준밖에 되지 않기 때문에 파워워킹은 쉬지 않고 50분 이상(1시간 정도) 해야 효과가 있다. 이에 비해 조깅은 유산소운동에 가깝기 때문에 체지방을 에너지로 사용하는 비율이 높아져서 체지방 감량에 더 효율적이라고 할 수 있다.

그리고 인터벌 트레이닝이 효과가 좋다. 인터벌 트레이닝이란 운동 강도에 강약(레벨)을 조절하면서 운동 강도(속도)에 변화를 주는 것이다. 강도 높게 운동해서 심박수를 극대화하고, 힘들면 운동 강도를 낮추어서 심박수를 안정되게 해서 힘을 비축한다.

이렇게 높은 강도로 운동하다가 낮은 강도로 운동을 하면서 힘을 비축하고 다시 높은 강도로 운동하고 하는 과정을 반복한다. 처음에는 5회 정도 반복하다가 점차적으로 반복횟수를 늘려가면서 10회 이상 반복하는 것이 효과적이다.

5. 체지방 감량은 웨이트 트레이닝 후 유산소운동을

웨이트 트레이닝으로 그날 먹은 음식(탄수화물)을 에너지로 사용해 탄수화물 글리코겐glycogen을 소모한 다음에 유산소운동을 하게 되면 그날 먹은 탄수화물이 고갈돼 바로 체지방을 에너지로 사용하게 되어서 체지방을 태워서 소모하는데 그만큼 효율적이기 때문이다.

근력운동과 유산소운동을 모아서 병행할 때 권장하는 초급자의 운동패턴은 다음과 같다.

> 가볍게 걷기 5분 ☞ 스트레칭 5분 ☞ 근력운동 40분(아령 등으로 할 수 있는 근력운동) ☞ 휴식 5분 ☞ 걷기 1시간 또는 달리기 30분 ☞ 몸 풀기 운동 5분

그렇지만 초급자의 경우 이렇게 한 번에 무산소운동과 유산소운동을 모아서 할 경우 체력적인 부담이 커지고 피로도가 높아질 수 있다. 그럴 경우 유산소운동과 무산소운동을 하루씩 번갈아 가면서 하면 좋다.

초보자의 유산소운동은 뛰는 것보다 걷는 운동이 더욱더 효과적이다. 뚱뚱한 비만자의 경우 몸무게 때문에 하체의 근력이나 관절이 강한 상태가 아니다.

그렇기 때문에 처음부터 뛰는 운동으로 무리하면 관절부분에 부상이나 통증이 발생될 수 있다. 이것은 곧 장기간 운동을 하지 못하게 되는 원인이 된다.

고강도의 운동은 오히려 식욕이 더욱 왕성해져 음식물 섭취량이 증가되어서 다이어트 효과가 떨어지게 된다.

일반적으로 유산소운동 중 가장 이상적인 심박수는 최대심박수의 60% 수준이 적당하다. 이 정도 수준의 운동 강도는 개인적으로 느끼기는 강도가 '가벼우면서도 조금은 힘들다'라는 느낌을 갖는 운동 강도다.

유산소운동의 빈도는 일주일에 3~4회가 좋으며 3개월 이상 지속해야 효과를 얻을 수 있다.

참고로 유산소운동 직후 또는 유산소운동 중에 복근운동을 해주면 심박수가 극대화되어서 복부에 있는 지방이 그만큼 소비되어서 복부비만에 효과도 있다.

6. 운동은 언제나 웃으며 즐거운 마음으로

운동은 항상 즐겁게 한다. 그리고 가족 또는 친구 중, 파트너를 정해서 짝짓기 운동을 하면 대화도 나누며 운동하고 지루하지 않고 재미있게 할 수 있다.

집에서 운동할 때에는 TV를 보거나 신나는 음악을 틀어놓고 운동하면 즐거워진다. 콧노래를 자연스럽게 할 수 있는 정도로 하면 다리에 느끼는 부담도 경감되고 피로물질인 유산을 억제해서 힘들지 않게 해준다.

자신의 적성에 맞는 운동을 선택한다. 자기에게 적합하고 자신이 잘하는 운동을 고르는 것이 운동을 오래 할 수 있는 비결이다. 유행하는 운동이나 다른 사람들이 추천하는 운동보다는 자신의 적성에 맞아야 재미있고 오래해도 싫증나지 않기 때문이다.

운동 후 넘쳐나는 엔도르핀을 기분으로 느낀다. 운동 엔도르핀은 마약보다도 강력하다.

남녀 모두 근력운동(웨이트 트레이닝)은 필수로 해야 한다. 너무 무리해서 다이어트 하거나 오랜 시간 동안 힘들게 운동해서 단기간에 급격히 살을 빼면 몸을 망치게 된다. 다이어트에 성공해도 요요현상이 찾아온다.

그래서 단기간 강도 높은 운동으로 살을 빼는 것보다는 생활 속에서 칼로리를 소모하면서 적당한 강도로 운동하면서 살을 빼는 것이 몸도 망치지 않으면서 요요현상을 막을 수 있는 비결이다.

장기간 동안에 꾸준히 운동을 하게 되면 기초대사량이 증대되면서 에너지를 많이 소모하는 체질로 만들어 주게 된다. 근력운동은 근육량을 늘려서 탄탄하고 건강미 넘치는 균형 잡힌 신체를 만들어 준다. 자동차 배기량이 클수록 기름을 많이 먹는 것 같이 근육이 많을수록 에너지를 많이 소비하는 원리다.

여성의 경우 여성호르몬의 영양으로 몸이 굵게 되거나 울퉁불퉁하게 되지 않는다. 걱정하지 말고 근력운동을 필수로 해야 한다. 근력운동을 하게 되면 일단 근섬유를 자극해서 근육량을 증대시킨다. 그리고 골격도 그만큼 굵고 단단하게 된다. 이처럼 골격계에도 작용해서 골격성장에 큰 도움을 준다. 그래서 근력운동은 골다공증 예방에도 효과가 있다.

7. 다이어트를 할 때는 웨이트 트레이닝을 해야 한다

웨이트 트레이닝은 피부의 탄력성 유지와 전체적인 몸매의 균형을 잡아준다. 따라서 여성에게 있어서도 근육증대를 위한 운동이 필요하다. 여성호르몬(에스트로겐)은 근육발달을 저해시켜서 여성의 근육량은 남성에 비해 절반 정도밖에 되지 않고, 근육활동 감소로 인한 기초대사 에너지 소비 감소로 여성의 비만율 또는 지방률이 남성보다 높다.

여성 또한 남성과 같이 다이어트를 하게 되면 체내지방이 빠져나간 만큼 피부는 탄력을 잃게 되고 신체의 건강미도 떨어지게 된다. 이것을 근육으로 채우면 탄력 있고 건강미 넘치는 몸매를 만들 수 있는 것이다.

여성호르몬 때문에 여성의 경우 강도 높게 근력운동을 해도 근육이 울퉁불퉁하게 되지는 않는다. 여성 보디빌더는 호르몬제 같은 특수 보충제와 특수훈련을 받기 때문에 울퉁불퉁해지는 것이다.

근육은 밀도가 높고 지방은 밀도가 낮기 때문에 같은 근육량이 증대되면 탄력 있고 날씬한 몸매를 유지하게 해준다. 근력운동은 골다공증 외에 관절염을 예방하기 때문에 골격계 관련 발병률이 높은 여성에게는 필수다.

근력운동의 압력에 자극을 받은 뼈세포들은 계속해서 새로운 뼈를 생성해서 골밀도를 증가시키며 관절을 둘러싼 연골에 신선한 혈액을 공급시켜서 관절의 퇴화를 예방한다.

8. 식이요법(멋진 몸매의 비결)

기초대사량에 맞게 음식을 먹는 것이 중요하다. 칼로리에 대해서 많이 알아보고 정보를 습득해서 음식별 칼로리를 잘 알고 그것에 맞추어서 식단을 짜는 것이 중요하다.

음식을 먹을 때 내가 먹는 음식의 칼로리가 얼마나 될까 하는 궁금증을 가지고 그때마다 칼로리 정보를 검색해서 공부해 두는 것이 필요하다.

칼로리 정보를 많이 알수록 다이어트 성공의 가능성은 높아진다. 매끼 식사는 꼭 하되 폭식은 절대 금물이며 저칼로리 및 저지방 위주의 식단으로 하고, 야채나 채소 그리고 닭가슴살 또는 생선과 같은 고단백 저지방 저칼로리 육류 위주로 식사를 한다.

채소나 야채에 들어있는 식이섬유는 포만감과 흡수속도를 조절해 주기 때문에 좋고 식물영양소들도 좋다.

각종 비타민 및 미네랄, 칼슘 같은 필수영양소는 필요량만큼 섭취해야 된다. 이들 영양소를 먹어야 탄수화물이나 단백질의 영양소들이 원활하게 작용한다.

단백질은 인체근육의 50%를 차지하고 있는 영양성분이기 때문에 정상적인 신체를 만들기 위해서는 꼭 섭취해야 되는 영양이다. 닭가슴살, 계란흰자위, 생선, 쇠고기, 참치, 두부 등이 좋다.

탄수화물은 우리가 활동하고 생활하는 에너지를 제공하는 영양소이다. 흰쌀밥, 현미, 콩, 옥수수, 감자 등이 해당된다.

이와 같은 필수 영양소를 충분히 섭취해야 신체리듬도 원활하며 신체의 영양이 균형 있게 공급할 수 있는 것이다.

물은 하루 1.5~2l를 마신다. 근육을 만드는 남성들은 4l 정도 마신다. 간식은 과자, 빵 종류보다는 샐러드나 야채, 과일 등 비타민과 섬유소가 풍부한 식품이 좋다.

음식은 튀겨서 먹는 것보다는 찜이나 구이나 국으로 해서 먹는 것이 좋다. 튀기게 되면 기름기의 영향으로 칼로리가 증대되고 튀긴 음식은 몸에도 좋지 않다.

9. 피해야 할 음식

과당은 다이어트에 해가 된다. 과일 중에서는 과당 함유량이 적은 과일을 먹거나 오후에는 과일을 먹지 않는 것이 좋다.

술은 열량이 높고(1g당 7kcal의 열량), 술과 함께 먹는 안주도 뱃살의 주범이다. 특히 음주는 활동이 없는 밤에 먹기 때문에 지방축적을 높여서 복부지방으로 쌓이게 된다.

기름에 튀긴 음식, 인스턴트식품과 패스트푸드, 자장면, 스파게티, 돈가스, 청량음료, 제과나 제빵식품, 사탕, 초콜릿, 빙과류, 정제식품 등은 피해야 한다.

활동량이 적어서 살찌기 쉬운 저녁은 소식하고 20시 이후에는 금식하는 것이 좋다. 식사량이 갑자기 줄거나 기초대사량 이하로 음식물을 섭취하게 되면 영양공급의 불균형으로 요요현상이 발생한다(기초대사량보다 250~300kcal 더 먹는 것이 좋다).

운동 후에는 계란흰자나 닭가슴살 같은 고단백 식품과 함께 샐러드, 감자 같은 탄수화물을 먹어주면 좋다. 먹을 때는 30~60회 꼭꼭 씹어 먹는다. 음식이 완전히 분해되지 않으면 다이어트의 효과가 떨어진다. 그래서 조금씩 자주 먹고 천천히 먹어서 음식이 완전연소가 되도록 한다.

물과 음료수 같은 수분은 음식과 같이 먹으면 안 된다. 식사 중 수분섭취는 소화능력이 저하되고 음식의 당분을 빠르게 흡수시켜서 GI 수치_{탄수화물이 몸 안에서 당으로 바뀌어 피 속으로 들어가는 속도}가 높은 음식을 섭취하는 효과로 작용한다. 식사 전후 30분 내에서 수분섭취가 좋다.

저녁은 일찍 먹고 밤참은 줄이거나 먹지 않는 것이 좋다. 활동이 없는 밤에는 칼로리 소비가 적고 밤에는 에너지를 축적하는 작용이 발생하기 때문에 밤에 먹는 음식은 뱃살로 가게 된다.

먹을 때에는 음식에만 집중한다. TV를 보거나 잡담하면서 먹게 되면 이것저것 많은 양을 먹게 된다.

10. 다이어트 식단

체중감량을 위해서 영양과 칼로리를 적절하게 제한해서 영양에 밸

런스를 갖춘 식단을 다이어트 식단이라고 한다. 다이어트 식단은 무조건 칼로리만 줄이는 것보다는 영양은 충분히 섭취하면서 동시에 섭취 칼로리를 낮추는 것이 중요하다. 열량(칼로리)은 물 1g을 1도 올리는 데 필요한 열의 단위로서 사람이 체온을 유지하고, 음식을 소화하고, 운동을 하는 등 신진대사 등의 활동에 사용되는 에너지를 뜻한다. 열, 빛, 운동 등 여러 형태로 전환된다.

총 에너지는 우리 몸이 필요로 하는 에너지양의 합으로 기초대사량+활동에 필요한 열량+식품섭취로 인한 대사량이다.

기초대사량은 움직이지 않고 자는 상태로 24시간 생명유지에 필요한 열량을 뜻한다. 내장활동, 체온조절, 생각, 감정 등에 사용되는 열량이다. 또 활동대사량은 움직이거나 운동하면서 소비되는 열량을 뜻한다.

에너지소비율의 분포는 각 총에너지 대비 비율을 말하는 것으로 기초대사가 60~75%이고, 활동대사는 20~30%이며, 소화가 10%다.

에너지원은 열량이 있어서 에너지원으로 사용되는 식품으로 탄수화물, 지방, 단백질이며 이들 식품을 3대 열량 영양소라고 한다.

열량섭취 비율은 각 총에너지 대비 비율로 지방은 20~30% 이하, 탄수화물은 55~65% 정도, 단백질은 15% 정도의 열량비율로 섭취해서 에너지를 얻도록 한다.

11. 다이어트 식단을 위한 준비 및 계획

1. 자신의 표준체중을 계산한다.

2. 목표체중을 설정한다.

3. 체중감량 기간과 유지기간을 설정한다.

4. 먹는 음식의 종류를 정한다.

5. 몇 끼 식사를 하며, 운동 전후의 영양섭취 방법을 정한다.

6. 어떻게 조리(요리)할지 정한다.

7. 하루 필요한 열량을 계산하고 그 값에 맞추어서 식단을 구성한다.

필자의 경우에는 다이어트를 시작해서 지금까지 식사량(60%)과 운동량(40%) 비율을 유지했다.

보통 다이어트에 좋은 음식만 골라서 식단을 짜고 식이요법을 하고 싶어도 형편상 이것저것 골라서 먹을 여건이 되지 않는 것이 대부분이다. 따라서 그냥 집에서 차려주는 식단에서 지방이 많은 음식이나 비만의 원인이 되는 음식만 가려서 먹는 것만으로도 큰 효과를 얻을 수 있다.

거창하게 식단을 짜거나 돈 들여서 다이어트 식품을 구입하지 않아도 튀긴 음식과 같이 기름이 많이 들어간 음식, 그리고 햄버거 같은 패스트푸드나 라면같이 살찌는 음식에 대해서 주의하고 먹으면 그것이 다이어트 식단이 되는 것이다.

닭가슴살이나 참치 등 저지방의 육류를 단백질 식품으로 섭취하는 것이 가장 좋으나 이렇게 골라 먹기는 힘들다. 따라서 육류는 이것저것 가리지 않고 섭취하되 단 지방부분은 꼭 제거해서 먹는 것이 좋겠다.

운동을 할 때 발생되는 활성산소는 노화를 부른다. 특히 유산소운동의 경우 몸의 노화를 일으키는 활성산소가 발생하기 때문에 일요일에는 꼭 휴식을 취하는 것이 좋다. 과다한 운동을 삼가하고 무리 없이 적당한 강도 내에서 하는 것이 좋다. 필자는 욕심이 많아서 쉬지 않고 운동을 한 적이 있는데 이것은 어리석은 짓이다.

그리고 활성산소의 발생을 억제하기 위해 비타민과 미네랄, 기타 식물영양소들이 많이 함유되어 있는 자연식품들을 많이 먹어주면 활성산소의 분비를 감소시킬 수 있다. 특히 운동 후에 비타민이나 미네랄 등이 풍부한 과일을 많이 먹어주면 활성산소를 억제하는데 도움이 된다.

음식으로 비타민과 미네랄 섭취가 어려운 사람들은 종합영양제(종합비타민제)를 섭취하는 것도 도움이 된다.

12. 쉽게 얻으면 쉽게 잃는다

유행하는 다이어트는 요요현상 등 부작용도 크기 때문에 가장 일반적이고 전통적으로 내려왔던 다이어트 방법을 추천한다.

그리고 다이어트는 3개월 정도 되어야 일반적으로 효과가 나타나기 시작한다. 초창기에 효과가 너무 없다고 서두르거나 조급해서는 안 된다.

TV에 유명한 트레이너가 나와서 '몸짱 만들기 100일 프로젝트' 등으로 진행하는 프로그램이 종종 있는데 사실 효과는 좋지만 얻은 효과를 유지하는 것이 쉽지 않다.

특히 그 프로그램에서는 인간이 할 수 있는 최대한 훈련과 식이요법을 통해서 하기 때문에 당연히 효과는 빠른 시간에 얻을 수 있다. 그런데 그들을 다시 추적해 보면 원래 상태로 돌아간 사람이 적지 않다는 사실을 잊어서는 안 된다.

'빨리 달구어진 솥이 빨리 식는다'는 말처럼 단시간에 얻어낸 결과는 오래 유지하기가 쉽지 않다는 것은 다이어트에 반드시 해당되는 것이다.

5 뱃살 빼고 탄력 있는 복부 만들기

여성은 여름철 비키니가 어울리는 S라인 몸매를, 남자는 복부에 멋진 왕 자(식스 팩)를 꿈꾼다. 그러나 남녀 모두 팔다리는 마른편인데 비해 교모하게 숨겨진 뱃살 때문에 고민하고 있는 사람이 많다. 윗몸 일으키기를 많이 하고 달리기를 오랫동안 한다고 해서 홈쇼핑에서 새로운 운동기구를 구입했다고 해서 뱃살이 빠지는 것은 아니다. 그 동안 유행이나 화제가 됐던 '뱃살빼기, 납작배 만들기' 정보 또는 운동법은 모두 버리고 정확한 지식을 바탕으로 새롭게 시작하면 아름다운 복근을 만들 수 있다.

뱃살을 빼고 복근을 만들려면

여성잡지 등을 보면 부위별로 살 빼는 방법들이 많이 나와 있는데 부위별로 살을 빼는 방법도 없으며 부위별로 빠지지도 않다. 그렇기 때문에 뱃살을 빼려면 전체적으로 살을 빼야 된다.

> • **살 빠지는 순서**
> 얼굴 ☞ 상체(팔, 가슴) ☞ 복부와 다리 ☞ 엉덩이
> • **살찌는 순서**
> 엉덩이 ☞ 허벅지 ☞ 복부 및 허리 ☞ 가슴과 팔뚝 ☞ 목 ☞ 얼굴

보통 윗몸일으키기 같은 복근운동이 뱃살을 빼는 데 좋다고 알려져 있는데 잘못된 정보다. 윗몸일으키기 같은 복근운동은 근력운동으로서 복부를 단련하고 근육량을 늘리는 무산소운동이다. 복근운동은 뱃살을 빼는데 큰 도움이 되지 않는다.

뱃살을 빼는 운동은 유산소운동이다. 뱃살을 빼려면 복부에 있는 체지방을 걷어 내야 된다. 유산소운동을 할 때 지방이 에너지로 사용되면서 뱃살 속에 있는 체지방이 빠지게 되는 것이다.

달리기는 힘든 만큼 살 빼는 데 효과가 좋다고 알고 있는데 달리기 같이 운동 강도가 높아지게 되면 무산소운동 수준이 되어서 체지방을 에너지로 사용하는 것보다 그날 먹은 음식의 칼로리를 에너지로 사용하는 비율이 높아진다.

이에 비해 파워워킹은 유산소운동의 수준이 높기 때문에 체지방

을 에너지로 사용하는 비율이 높아져서 체지방 감량에 더 효율적이라고 할 수 있다. 또한 파워워킹은 관절에 부담도 적게 주고 힘도 적게 들어서 초보자도 쉽게 소화할 수 있는 유산소운동이다.

탄수화물, 지방, 단백질 등과 같은 음식물을 섭취하면 글리코겐(에너지 임시창고)으로 전환되어서 필요할 때 생활 또는 운동에 필요한 에너지를 공급해준다. 생활과 운동에 사용되고 남은 잉여량은 지방(에너지 저장창고)으로 저장된다. 지방은 비상식량과 같은 역할을 한다.

유산소운동 시 시작부터 15분까지는 글리코겐을 사용하고 그 이후부터는 산소공급량이 증가되면서 산소가 체지방을 태우면서 발생되는 에너지를 사용하게 되는 것이다. 20분 이후부터는 체지방을 에너지로 사용한다.

식이요법은 필수

뱃살은 운동 40%에 식이요법 60%로 해야 빠지는 것이다. 필자도 이 방법을 실천했다. 운동으로 체지방을 태워도 식습관에 변화가 없으면 다이어트 성공은 어렵다. 고단백, 저지방, 저칼로리 식단으로 구성하고 야채와 생선 위주로 섭취하고 야식과 간식은 금지하며 음식량도 기초대사량에 맞게 조절하는 습관을 들여야 된다. 식사는 꼭 하되 폭식은 절대 금물이며, 저칼로리 및 저지방 위주로 식단을 짜고, 야채나 채소 그리고 생선 위주로 식사한다.

복근운동을 해야 되는 이유와 추천 복근운동

복근운동 같은 무산소운동(근력운동)은 그날 먹은 음식의 칼로리를 에너지로 사용하기 때문에 칼로리 소비효과는 있지만, 체지방은 에너지로 사용되지 않아서 지방을 빼는 데에는 효과가 없다.

윗몸일으키기 같은 복근운동이 뱃살을 빼는데 효과가 없는 데에도 불구하고 많은 사람들이 복근운동을 실시하고 있는 이유는 바로 탄력 있는 복부를 만들기 위해서다.

윗몸일으키기는 허리에 부담을 많이 주고 복근에 걸리는 부하가 그만큼 떨어지기 때문에 상복부 운동으로는 크런치(누워서 상체를 반쯤 올리는 것), 하복부는 레그 레이즈(누워서 다리를 올리고 내리는 것), 외복사근은 트위스팅 크런치(옆으로 틀면서 상체를 반쯤 올리는 것)를 추천한다.

멋진 복근을 만들려면 복근운동과 동시에 다이어트로 복부에 있는 체지방을 걷어내야 된다. 체지방이 복근을 덮고 있으면 복근은 보이지 않는다.

여성의 경우에는 15~20회 정도의 반복횟수로 2세트 정도 실시해 다음날 알이 배기지 않는 선에서 마무리 한다. 남성의 경우에는 마지막 횟수를 한계점(실패지점)으로 해서 3~5세트를 실시한다. 남자는 다음날 알이 배기도록 강도 높게 실시한다.

하루는 상복부, 다음날은 하복부, 그 다음날에는 외복사근 이런 식으로 매일 실시해도 좋다. 웨이트 트레이닝 전 워밍업 운동이나 끼워 넣기 운동으로 실시해도 좋다.

하복부는 상복부보다 약하기 때문에 먼저 실시하는 것이 좋다. 그래서 한 번에 상하, 외복사근을 모두 실시한다면 하복부 ☞ 외복사근 ☞ 상복부 순으로 진행하는 것이 좋다.

반복속도는 천천히 반복하고 복부가 수축하는 자극을 느껴야 복근운동이 제대로 되고 있다는 증거다.

만약 정확한 자세가 어렵다면 쉬운 자세로 난이도를 낮추어서 실시한다. 예를 들어 손을 머리에 얹고 크런치 하는 것이 어렵다면 손을 바닥에 대거나 가슴에 대고 실시한다.

정확한 자세로 15회 이상 반복이 가능하면 난이도를 높여서 실시한다. 아령을 들고 상복부 운동을 하거나, 모래주머니를 발목에 차고 하복부 운동을 해도 좋다.

운동 전과 세트 사이에 복부주변을 스트레칭 해주면 부상방지와 유연성 증대에도 도움이 된다.

복근운동 시 주의사항

크런치 같은 상복부 운동을 할 때 머리를 손으로 끌어올리거나 반동을 이용하면 운동효과가 떨어지기 때문에 정확한 자세로 복부의 힘에 의해서 해야 한다.

상체를 너무 올리면 척추부담이 커지기 때문에 상체를 들어 올리는 각도는 35~45도 정도(반쯤 올림)로 올린다.

머리를 들거나 숙이지 말고 머리는 척추와 일직선상에 위치하게 해서 운동한다.

머리 뒤로 깍지를 끼거나 머리를 손으로 잡지 말고 손은 머리와 붙지 않게 하는 것이 운동효과를 높일 수 있다.

동작 중에 바닥에 푹 누워버리면 복부의 긴장이 풀어지기 때문에 복부에 긴장이 계속 유지되는 범위로 동작하는 것이 좋다.

호흡법은 내릴 때(이완할 때) 숨을 들이마시고, 올릴 때(수축할 때) 숨을 내쉰다.

뱃살의 유형

복부비만은 피하지방과 내장지방으로 구분된다.

피하지방은 말 그대로 피부 밑의 지방이고, 내장지방이란 내장(장기) 사이에 있는 지방을 말한다.

CT(컴퓨터단층촬영)결과 내장지방(V)과 피하지방(S)의 비가 0.4 이상이면 내장지방형 비만이고, 0.4 미만이면 피하지방형 비만이라고 한다. 성장기 연령층에서는 피하지방 형태의 비율이 높으며, 30대 이상 성인들의 경우에는 내장지방 형태의 비율이 더 높다.

성인병 또는 건강적인 측면에서 본다면 피하지방은 큰 문제가 되지 않고, 내장지방이 건강을 위협하는 적신호라고 볼 수가 있다. 내장지방은 쉽게 빠지는 편이나, 피하지방은 제일 나중에 에너지로 사용되기 때문에 피하지방은 잘 안 빠진다.

참고로 흔히 뱃살을 똥배로 말하기도 하는데 복부비만과 똥배는 서로 다르다. 복부비만은 명치 아래의 배꼽 주변의 윗배가 나온 유형이고, 똥배는 변비 등으로 장에 변이 많이 축척됐거나 가스가 차서 하복부가 볼록 솟은 유형이다.

6 여성도 근력운동이 필요하다

미혼 때부터 운동습관을 가져라

여자는 나이를 먹을수록 운동부족으로 뼈의 밀도도 낮아지는 골다공증이 진행된다.

골다공증과 동시에 골격의 변형도 진행되면서 체형이 굽고 또는 틀어지게 된다. 자칫 늙어서 꼬부랑 할머니가 될 수도 있다. 이것은 운동량 부족과 평상시 바른 자세를 취하지 못하는 데에서 발생되는 것이다.

골격의 변형은 골반의 변형과 더불어 척추라인의 변형을 초래한다. 척추라인이 틀어지게 되면 목주변이나 어깨주변까지 변형되고 틀어져서 신체골격 전체가 틀어지게 된다.

신체의 골격이 바르지 못하면 원인을 알 수 없는 두통이나 각종 통증에 시달리게 된다. 요통 및 어깨질환에 고통받게 되며 관절 이상도 초래되어서 관절질환에도 시달리게 된다.

여성이 결혼을 해서 임신을 하고 출산을 하게 되면 대부분 몸매가 엉망이 된다. 이는 임신 시 체중증가로 인한 신체적 부담과 골격이 변형되는 것이다.

또한 출산에 임박하게 되면 골반이 자동적으로 벌어지게 된다. 출산 후에 교정이나 운동을 해주지 않으면 골반이 변형되면서 다리를 휘게 만드는 원인이 된다.

여기서부터 여자의 몸이 망가지는 것은 시작되는 것이다. 점차 자포자기 심정이 되면서 몸은 점점 더 비만하게 되면서 퍼지게 된다. 결국은 자기를 치장하거나 꾸미는 여성으로서의 흥미도 사라지게 되는 것이다. 결국은 여자가 아닌 아줌마로 남게 된다.

바로 여자가 운동을 해야 되는 이유와 신체관리 프로그램에 맞추어서 자기관리를 해야 되는 이유가 여기에 있다.

미혼 때부터 자기관리와 운동을 철저하게 하는 사람들은 결혼 후 나이를 먹어서도 계속하게 된다. 하지만 그렇지 않은 사람은 결혼을 하게 되면 바쁘다는 이유와 가족들 뒤치다꺼리 등으로 귀찮아서 운동이나 자기관리에 대해 소홀하게 된다.

그래서 운동하는 습관을 가지려면 시작도 바로 하는 것이 좋다. 그러한 이유로 운동은 마음먹었을 때 바로 실행하는 것이 좋다. 내일로 미루게 되면 영원히 운동을 하지 못하게 된다.

여성과 근력운동

우리나라 여성들의 경우 과거에는 웨이트 트레이닝을 금기시 하는 경향이 높았다. 최근에는 웨이트 트레이닝이 여성층에도 많이 보급되고 있다.

흔히 웨이트 트레이닝이 남성들만의 고유운동으로서 무거운 중량으로 운동하는 것이 여성에게 체력적으로 부담이 될 것 같고 또 몸매가 남성과 같이 두껍고 울퉁불퉁하게 몸이 변하면 어떻게 하나하는 우려에서 비롯된 것이다.

근육이 두껍고 울퉁불퉁 하게 되는 것은 남성호르몬(테스토스테론)의 영향으로 그렇게 발생되는 것이다. 여성의 경우 남성호르몬이 적게 분비되고 여성호르몬이 많이 분비되기 때문에 절대로 그렇게 되는 일이 없다. 안심하고 운동해도 된다.

여성호르몬인 에스트로겐은 생리나 임신 등 여성의 전반적인 것을 조절하는 호르몬으로서 특히 자궁, 유방, 피부 등을 여성스럽게 만들어 주는 호르몬이다. 이러한 여성호르몬(에스트로겐)은 근육을 쉽게 위축시키기 때문에 여성의 경우 근육량이 남자에 비해서 크게 부족하다.

여자는 여성호르몬이 많이 분비되고 남성은 남성호르몬(테스토스테론)이 많이 분비되는데, 테스토스테론이 남성다움과 근육을 만들어 내는데 도움을 주는 호르몬이다.

근육량이 적고 지방이 많아서 체지방 비율이 높으면 몸무게가 적게 나가더라도 근육량이 많은 사람과 비교해서 뚱뚱해 보인다. 지방은 근육보다 밀도가 낮기 때문에 부피를 많이 차지한다. 그래서 체지방량이 많고 근육량이 적으면 뚱뚱해 보이는 것이다.

그리고 체지방률이 많으면 지방이 근육을 덮어 버려서 외관적으로도 신체가 축 늘어져 보이고 만지면 물컹물컹 출렁이는 물살만 느껴지게 되는 것이다. 지방을 빼기 위해서 근력운동을 하지 않고 다이어트만 하게 되면 몸에 지방만 빠져나가고 가죽은 그대로 남아서 피부가 탄력을 잃게 된다.

그렇기 때문에 지방이 빠져나간 자리를 근육을 만들어서 채워주어야 탄탄하고 날씬한 몸을 만들 수 있다. 그리고 근육량이 신체 골고루 적당하게 분포되어 있으면서 체지방비율이 정상에 가까우면 신체도 탄탄하고 외적으로도 건강함을 느낄 수 있다.

또 근육은 골격라인과 운동(활동)각에 맞추어서 형성되기 때문에 가장 자연스러운 형태로 자리 잡게 된다. 이는 아름답고 균형 있는 신체를 만들어 줌과 동시에 곡선미 넘치는 모양으로 자리 잡아서 볼륨감 넘치는 신체를 만들어 준다.

여성의 근력운동은 다이어트에 효과

칼로리의 소비가 근육의 활동으로 소비되기 때문에 근육량이 증대되면 근육의 활동량도 증가되면서 칼로리 소비량도 높아져서 다이어트에 더욱더 유리하게 된다.

그렇기 때문에 요요현상을 방지하려면 근력운동은 필수다. 근력운동 없이 다이어트를 하면 요요현상으로 이전상태 보다 더 심각한 비만상태로 돌아가기 쉽다.

근육량이 증대되면 소비 칼로리(기초대사량)가 증대되어서 살이 안

찌는 체질이 되기 때문에 요요현상 걱정이 없게 되는 것이다. 또한 여성의 약한 체력을 강한 체력으로 만들어 주고 골다공증을 예방하는 데도 근력운동은 큰 도움을 준다.

흔히 근력운동을 하는 여성들 중에 몸매는 날씬해진 것 같은데 체중이 늘었다고 걱정하는 사람들이 많이 있다. 하지만 근력운동을 하는 사람들은 단순히 체중계로 몸의 변화를 알아보는 것보다 체지방률이 얼마만큼 되는가에 신경을 쓰는 것이 정답이다.

다시 말해서 체중계로 자신의 다이어트 상태를 판단하지 말고 줄자 또는 체지방 기구로 판단하는 것이 중요하다는 것이다. 현대생활 특히 도심지에서 생활하는 일반적인 여성의 경우에는 운동량이 부족하기 때문에 근육량은 적고 체지방량이 많은 상태가 대부분이다.

간혹 여성들 중에 남성호르몬이 많이 분비되는 경우가 있다. 이런 여성들의 경우에는 근육이 두꺼워질 수 있다. 이러한 여성들의 경우에는 중량을 낮추어서 반복횟수를 15~20회로 조절해서 운동하는 것이 좋다. 두꺼운 근육(속근)이 아닌 지근(얇은 근육)을 발달시키고 근육의 벌크(두께)에 작게 관여하는 것이 반복횟수이기 때문이다.

7 운동 중 부상을 예방하는 방법

웨이트 트레이닝은 무거운 바벨과 덤벨 등을 사용하기 때문에 항상 부상의 위험이 뒤따른다. 자주 나타나는 부상은 척추 및 허리부상과 인대와 관절부의 손상이나 부상, 근육통 등이 있다.

특히 관절이나 인대손상의 골격계 부상은 만성질환 또는 고질병이 될 수도 있다. 때문에 본 운동 전후에 필수적으로 해야 할 중요한 요소가 바로 준비운동과 정리운동 실시를 원칙으로 하며 운동과정에서 안전수칙을 준수해야 된다.

그리고 초보자는 무조건 자세를 먼저 배워야 된다. 빨리 몸을 완성하려는 욕심보다는 빈 봉으로 운동하면서 정확한 자세를 배우는 데에 중점을 두어야 한다.

정확한 자세는 부상예방 효과뿐만 아니라 근육의 모양도 바르게 만들고 장기적으로 볼 때에도 몸을 만드는데 있어서 아주 중요한 기초가 된다. 횟수를 늘리거나 편하게 하려고 팔, 다리, 몸통 등을 흔들거나 차서 반동(치팅)을 이용해서 하는 사람이 있다.

그렇게 탄력을 이용해서 운동하면 운동효과도 떨어질 뿐만 아니라 운동 중 부상의 원인이 되기 때문에 치팅을 금하고 정확한 자세로 운동하는 것이 제일 중요하다.

컨디션이 좋지 않을 때에는 운동을 쉬거나 낮은 강도의 운동으로 몸만 풀어주는 수준에서 그치고, 운동하는 도중에 관절이나 인대, 근육부위에 통증이나 무리가 오고 있음을 느끼게 된다면 운동을 바로 중단하고 스트레칭 등으로 아픈 부위를 풀어줘야 한다.

만약 심각하다고 느껴지거나 통증이 지속된다면 병원에 가서 진료를 받고 완전히 회복될 때 또는 전문의가 괜찮다고 할 때까지 휴식을 취해야 한다.

무리한 욕심과 성급함 그리고 잘못된 자세는 부상을 부르고 부상은 고질병 또는 만성장애로 이어질 수도 있다. 때문에 365일 부상예방만이 오랫동안 운동하면서 편하고 즐겁게 운동할 수 있는 비결임을 기억해야 한다.

8 운동 전후 식사요령

굶지 말고 3끼 식사 꼬박 꼬박 챙겨 먹으면서 웨이트 트레이닝을 먼저 실시하고 다음에 유산소운동을 실시한다.

웨이트 트레이닝 하기 전에 스트레칭과 10분 정도의 유산소운동은 굳어진 몸을 푸는데 도움을 주어서 부상방지에 효과적이다. 공복에 운동을 하면 체지방 감량에 효과적이라고 흔히들 알고 있다. 맞는 말이다. 체지방을 그만큼 많이 빼서 쓴다.

그런데 이때 근육 속의 단백질도 같이 빼서 에너지로 사용하기 때문에 근 손실이 많이 발생된다. 체지방뿐만 아니라 근육도 같이 빠진다는 이야기다. 때문에 웨이트 트레이닝 하기 1시간 전에는 탄수화물을 섭취해 주는 게 좋다.

고구마 같은 다당류의 탄수화물이 좋다. 탄수화물은 체내에 흡수되어서 간과 근육 속에 저장된다. 이것을 글리코겐(포도당)이라고 한다. 운동할 때 이 글리코겐을 소비하면서 근육의 손실을 막아주는 것이다.

모든 운동을 마치고 나면 근육 속의 빠른 에너지 재충전을 위해서 포도주스와 같이 흡수가 빠른 단당류의 탄수화물을 섭취한다. 그리고 운동 1시간 이후 고단백의 식사를 해주면 좋다. 계란 흰자, 닭가슴살, 참치 같은 생선, 저지방 우유, 쇠고기 등이 고단백 식품으로 추천되는 식품들이다.

직장이나 외부에 나갈 경우 위의 식품으로 요리한 도시락을 싸가지고 가서 섭취하면 좋다. 만약 도시락이 귀찮고 준비할 형편이 안 되면 프로틴 보충제를 섭취해 부족한 단백질을 보충하는 것이 좋다.

흔히 오해하는 착각 중의 하나가 수분이 빠지면 좋다고 하는 것이다. 그래서 수분섭취를 제한하고 찜질방이나 사우나에서 땀을 빼고 그런다.

하지만 이것은 잘못된 정보다. 빠져나간 수분 때문에 일시적으로 체중이 줄어들어 보일 수는 있지만 수분섭취를 하게 되면 다시 원래의 체중으로 돌아오게 된다.

몸짱이 되려면 물을 많이 먹어 주는 게 좋다. 물을 많이 먹어주면 노폐물도 배출되어 피부에도 좋고 몸에도 좋다. 운동 전, 운동 중, 운동 후에도 조금씩 자주 마셔주고 기상 직후에도 물 두 컵 정도 마셔주는 게 좋다.

9 운동량과 오버 트레이닝의 상관관계

한국인은 성격이 유난히 급하다. 둘째가라면 서러워할 정도다. 필자도 마찬가지다. 이러한 성격으로 인해서 종종 오버 트레이닝을 하게 된다.

운동을 꾸준히 할 수 없다는 초보 운동자들은 오버 트레이닝에 대한 질문을 많이 한다. 문제는 운동 초보들은 자신이 운동을 꾸준히 하지 못하는 이유가 오버 트레이닝 때문이라는 생각은 안 하고 있다.

사실 대부분의 사람들이 운동을 통해 몸에 많은 변화를 빨리 이뤄내고 싶어 한다. 특히 한국인들은 빠른 효과를 바란다. 근육을 더 만든다든가, 살을 더 뺀다든가, 운동능력을 더 향상시킨다든가 하는 것 등이다.

그리고 그런 것들을 빨리 이루고 싶어서 운동량을 많이 늘리고 싶어 한다. 필자도 그런 경험이 있다. 그런데 오버 트레이닝으로 이어져서 부상을 당하거나, 정체기를 맞거나, 흥미를 잃거나, 이유 없이 운동을 도중에 그만두는 경우도 있다.

오버 트레이닝을 감지할 수 있는 여러 가지 증상을 살펴봄으로써 운동량을 최대화하면서 오버 트레이닝은 예방하는 방법에 대해 알아본다.

유심히 관찰해야 하는 오버 트레이닝 증상

- **갈증**

운동량을 늘리기 시작하며 오버 트레이닝을 하게 된다면 틀림없이 참을 수 없는 갈증이 생기기 시작한다.

우리 몸이 운동 후에는 이화상태가 된다. 오버 트레이닝으로 이화상태가 길어지면 급격한 탈수를 야기한다. 심한 갈증은 오버 트레이닝의 첫 번째 징조가 된다.

- **근육통**

운동이 끝나고 근육통이 생기는 것은 일반적인 것이다. 하지만 만약 72시간이 지나도록 통증이 가라앉지 않고 증가한다면 거의 확실히 오버 트레이닝을 의심해 볼 수 있다.

대부분 이 정도 통증이라면 아픈 부위를 잘라내 버리고 싶을 정도의 통증이다. 통증은 신호다. 근육이 회복되지 않고 부정적으로 충돌한다는 의미다. 따라서 운동시간을 최소 45분에서 최대 75분으로 설정한다.

- **불면증**

운동하는 시간이 늘어나면 동시에 같은 비율로 늘어나는 시간이 있다. 바로 불면증에 시달리는 시간이다. 대부분의 신경계나 호르몬시스템은 지속적인 부하가 걸리기 시작하면 질 높은 수면을 유지하는데 어려움을 겪게 되기 마련이다.

그렇게 되면 잠이 부족한데 운동을 계속하고 또 잠이 더 부족해지는 악순환이 되풀이 된다. 따라서 잠이 드는데 어려움을 겪고 있다면 당장 오버 트레이닝을 멈추고 운동량을 새로 설정해야 한다.

- **잦은 질병**

최적의 컨디션이라면 감기 같은 사소한 질병에 걸릴 일이 없다. 오버 트레이닝을 하게 되면 면역체계에 이상이 생기면서 질병에 쉽게 걸린다. 과로한데다 운동까지 많이 하면 컨디션 난조에 감기까지 동반할 수도 있다.

오버 트레이닝은 우리 몸이 이화상태(동화상태의 반대)에 있다는 것을 의미한다. 따라서 적절한 휴식과 영양섭취가 필요하다. 비타민A와 E 그리고 글루타민을 섭취하면 좋다. 그리고 식단의 55~60%는 탄수화물로 섭취하는 것이 회복에 도움이 된다. 이때만큼은 살찌는 것을 걱정하지 말고 탄수화물을 맘껏 먹어야 한다. 회복하는 것이 먼저이기 때문이다.

- **부상**

운동을 하면서 자주 부상을 입거나 전에 당한 부상이 낫지를 않고 점점 악화된다면 오버 트레이닝을 하고 있는 것이 맞다. 왜냐하면 오버 트레이닝을 하게 되면 몸은 스스로 회복할 수 있는 충분한 시간을 갖지 못하기 때문이다. 따라서 오버 트레이닝으로 인한 부상에서 자신을 보호하려면 휴식시간을 늘리는 것뿐만 아니라 격렬한 트레이닝 방식도 바꿔야 한다.

- **정체**

열심히 운동함에도 불구하고 발전과 성장이 멈춘 느낌을 받을 수 있다. 만약 그렇다면 오버 트레이닝을 하고 있을 가능성이 높다.

일반적으로 운동을 막 시작한 초보자들보다 운동에 어느 정도 익숙해진 숙련자에서 나타나는 현상이다. 오버 트레이닝을 하게 되면 몸은 성장과 거리가 멀어진다.

왜냐하면 운동을 통해 근육이 손상을 받게 된 뒤에는 휴식과 보충 외에 어떤 짓을 하더라도 근육을 더 손상시키는 것 밖에는 안 되기 때문이다. 그래서 가능하면 지방은 태우되 근육을 태우게 되는 단계까지 운동을 하면 안 되는 것이다.

- **동기 감소**

가끔 헬스클럽(운동)을 건너뛰는 것은 흔히 있을 수 있는 일이다. 그런데 오히려 헬스클럽에서 살다시피 하는 사람인 경우 갑자기 흥미를 잃을 수 있다. 아마도 자신의 몸을 지나치게 사용함으로써 '내가 왜 이렇게까지 해야 되나' 하는 생각이 들기 때문이다.

이런 경우 의무적으로 헬스클럽에 가서 그에 맞는 적절한 운동을 하는 것 대신에 아예 일주일 정도 통째로 쉬는 것이 더 좋다. 일주일을 쉬면서 하루에 7~9시간씩 충분한 수면을 취하고 적절히 영양을 보충한다.

그리고 다시 헬스클럽에 복귀할 때는 운동 강도를 낮추는 게 좋다. 또 단순히 운동하는 것 말고 그 뒤에 있는 진짜 동기를 아는 것이 중요하다. 현실적이고 간결하고 오랜 기간 설정할 목표를 잡아야 한다. 그리고 그에 대한 계획을 세우고 그것을 지켜나가야 한다.

• 집중력 저하

운동하러 헬스클럽에 갔는데 평소보다 딴짓을 하는 시간이 늘어나서 총 운동시간이 길어지거나, 정해진 시간 안에 운동을 다 끝마치지 못했다면 이는 오버 트레이닝으로 인한 집중력 저하일 가능성이 높다.

어떤 날은 시간도 금방 가면서 즐겁게 운동을 하게 된다. 그런데 운동이 잘 안 될 때는 시간도 잘 안 가고 지루하면서 딴짓을 하고 싶게 된다.

몸이 오버 트레이닝으로부터 스스로를 보호하는 것이다. 이럴 때는 운동과 조금 멀어질 필요가 있다. 휴식과 수면과 영양섭취를 통해 새롭게 움직일 에너지를 얻어야 한다.

• 성격 변화

일반적으로 일주일에 3시간이나 5시간 정도 운동하는 대부분의 남자들에게 오버 트레이닝은 드문 일이다. 하지만 실제로 오버 트레이닝 한 사람들은 성격의 변화가 일어난다.

공격적이거나 민감해지거나 반대로 의기소침해지기도 한다. 자신의 몸과 마음에 귀를 기울여야 한다.

스스로에 대한 관찰을 통해 미리 감지할 수 있는 오버 트레이닝 증상들을 살펴보았다.

하지만 오버 트레이닝으로 나타날 수 있는 많은 신체적·정신적 변화를 감지함으로써 적절한 양의 운동을 수행할 수 있다면 그걸로 충분한 가치를 갖게 된다. 운동을 오랜 기간 했든 운동을 시작한지 얼마 되지 않았든 중요한 것은 매일 매일이 끊임없이 활기차고 즐거워야 한다는 점이다. 또 운동을 쉬지 않고 꾸준히 할 수 있을 만한 컨디션을 유지할 수 있어야 한다는 것이다.

조급함과 욕심으로 인해 오버 트레이닝을 하게 되면 부상과 컨디션 저하, 질병과 의욕상실로 운동과 멀어진 삶을 살게 될 수도 있다. 운동은 우리가 가장 쉽게 성취감과 만족감 그리고 행복을 느낄 수 있게 하는 수단이다. 그런 운동을 우리 곁에 두기 위해선 늘 자신의 몸 상태를 관찰하고 귀를 기울이는 것이 중요하다.

10 집에서 기구 없이 멋진 몸 만들기

보디빌더와 같이 우락부락한 몸매를 추구하는 사람도 많겠지만, 체조선수 같이 균형 잡힌 몸매와 이소룡 같이 강하면서도 각이 잡혀있는 조각 같은 몸매를 선호하는 사람이 많다.

최근에는 요즘 아이돌 가수 같이 큰 근육보다는 잔 근육으로 만들어진 균형 잡힌 체형의 몸매를 추구하는 사람들도 많다.

기구 없이 집에서 자기 체중을 이용해서 할 수 있는 근력운동(홈트레이닝)만으로도 자신이 원하는 몸을 만드는 데 큰 어려움이 없다. 물론 웨이트 트레이닝 원칙과 훈련원칙을 바탕으로 해야 효과를 볼 수 있는 것이다. 이론과 운동지식 없이 무작정해서는 부상만 당하고 노동만 하는 꼴의 운동이 되고 만다.

역기 같은 중량운동은 신체를 누르는 작용이 발생되지만 이에 비해 철봉과 평행봉 운동은 전체 골격을 늘어트리는 효과가 있다. 때문에 운동난이도가 낮거나 낮은 강도의 운동부터 시작한다면 성장기 학생들에게 매우 좋다.

성장기 학생이나 초보자에게 있어서 난이도가 높거나 고강도의 운동은 절대 금물이다. 집에서 탁자나 의자 또는 다양한 물건 등을 이용해서 운동을 할 수 있다. 물건을 보고 어떻게 운동을 할 것인가 구상하고 계획해서 자기만의 운동법을 개발하는 것이 필요하다.

철봉과 평행봉이 인근 공원이나 학교에 있다면 그곳에 가서 운동을 해도 효과적이다. 학생의 경우 휴식시간, 점심시간 또는 방과 후를 이용해서 학교에 있는 철봉이나 평행봉을 이용해서 운동하면 적절한 근육을 갖추면서도 균형 잡힌 몸을 완성할 수 있다.

일반인도 퇴근하는 길 또는 저녁식사 후에 인근 학교나 공원의 시설물을 이용해서 운동하면 건강에도 좋고 몸에도 좋아 멋진 몸매를 가질 수 있다. 학생이나 바쁜 일반인들이 헬스클럽에 가기 싫을 때 집에서 시간을 쪼개 운동하고자 하는 경우 자기 체중을 이용한 운동을 하면 효과적이다.

여기서 중량조절이 가능한 조립아령 1개를 구입해서 원암(한손씩 번갈아 가면서 실시)기법으로 실시하면 매우 효과적이다. 철봉과 평행봉 운동은 허리에 부담이 적고 척추를 늘어뜨리는 효과가 있기 때문에 허리가 아픈 요통환자들에게 좋은 운동이다.

팔굽혀 펴기도 처음에는 난이도가 낮은 방법으로 실시하면 큰 무리 없이 할 수가 있다. 철봉과 평행봉의 경우 초보자는 1회 반복하기도 어렵다. 철봉은 암스트롱 철봉을 구입해서 문틀에 설치해서 하거나 평행봉은 난간의 모서리나 비슷한 높이의 물건 2개를 대고 이용해서 실시해도 효율적이다.

참고문헌

간고등어 코치 王 자를 부탁해
완소남들의 멋진 몸만들기
고명환의 8주 식스 팩 프로젝트
살 뺀 의사의 살 빠지는 이야기
15분 뱃살 빼기
개그맨즈 헬스
기획서 다이어트
달리기 10분
최신 트레이닝론
트레이닝 방법론
트레이닝의 이론과 실제
파워 트레이닝
건강, 삶, 트레이닝
신체활동과 체력 트레이닝
몸에 필요한 운동은 따로 있다
40대부터 시작하는 늙지 않는 몸 만들기
40대 이제는 건강에 미쳐라
40대 남자의 생활혁명 프로젝트
현대인을 위한 건강 디자인
내 몸에 맞는 운동과 건강
50세가 넘어도 30세로 보이는 생활습관
50대 이제는 건강에 올인하라
내 몸 사용설명서
이훈의 뱃살 빼기 대작전
파워 업 스트레칭
스트레칭 해부
뱃살빼기 무작정 따라 하기
현대인의 건강관리와 운동
체형별 맞춤 트레이닝 프로젝트
체형관리를 위한 운동 처방 지침
다이어트 몸매의 재탄생
몸짱 만들기

건강짱 몸짱 만들기

초판 1쇄 펴낸 날 | 2013년 7월 30일
초판 2쇄 펴낸 날 | 2013년 8월 31일

지은이 | 박현
펴낸이 | 이금석
기획·편집 | 박수진
디자인 | 강한나
마케팅 | 곽순식, 김선곤
물류지원 | 현란
펴낸곳 | 도서출판 무한
등록일 | 1993년 4월 2일
등록번호 | 제3-468호
주소 | 서울 마포구 서교동 469-19
전화 | 02)322-6144
팩스 | 02)325-6143
홈페이지 | www.muhan-book.co.kr
e-mail | muhanbook7@naver.com
가격 15,000원
ISBN 978-89-5601-320-6 (13690)

잘못된 책은 교환해 드립니다.